QI GONG

Santé parfaite

Davina DELOR

QI GONG

Santé parfaite

Éditions Dervy
91, boulevard Saint-Germain
75006 PARIS

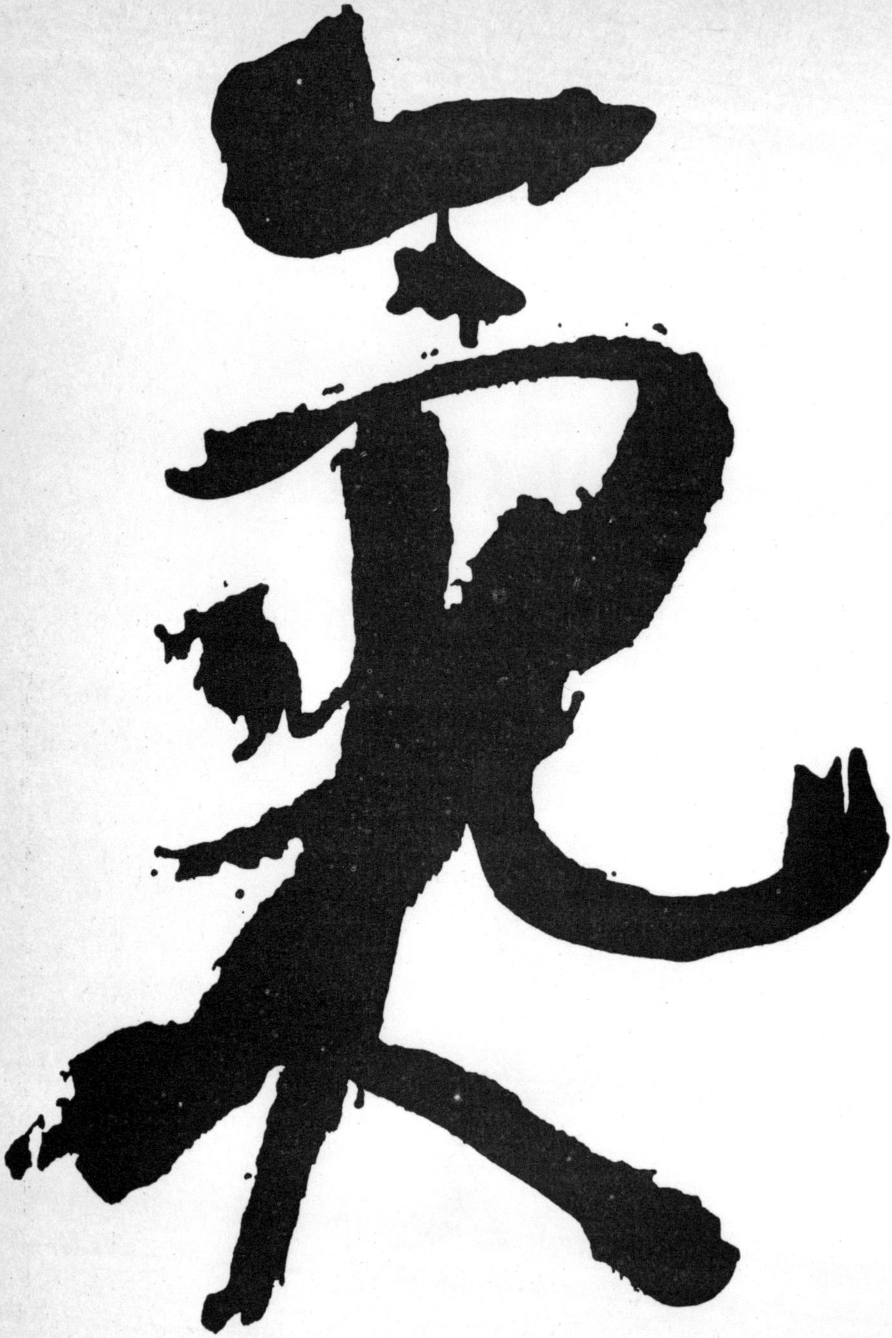

le Qi

Je dédie ce livre

A Véronique de Villèle
Pour la confiance absolue qu'elle a toujours su me témoigner,
Pour l'ordre et la rigueur qu'elle a su m'inculquer.

A Sylvie et Alain Martinet
Pour leurs cœurs généreux et leur aide toujours présente.

A l'unité invisible et manifestée qui habite mon âme,
Sans laquelle à mes yeux, aucun mot n'a de sens,
Aucun acte, de valeur, et aucune vérité, de crédibilité.

SOMMAIRE

AU LECTEUR

Avec respect, avec reconnaissance, Lecteurs, je vous remercie d'être ici.

Que vous soyez hommes de science couronnés de gloire ou simplement hommes de terre attachés à la glaise dont nous sommes tous issus, pour moi vous formez l'unité de valeur unique qui porte le monde.

Je vous imagine tourner ces pages, et vos yeux ne deviennent qu'un seul regard dans lequel s'inscrit ce que je souhaite y lire : l'intérêt pour la vie et pour cet univers merveilleux qui nous est confié... le temps d'un souffle. Ce court instant qui passe peut être illustré de mille et une façons.

J'ai choisi de le faire en employant la référence qui me semble la plus naturelle qu'il soit, celle de la recherche ancestrale chinoise des principes de vie, l'énergie vitale : les Qi Gong.

En construisant les différents chapitres, j'ai souhaité en faire des outils qui vous révèleront les possibilités fantastiques et insoupçonnées dont nous sommes tous pourvus.

J'ai tenté d'exprimer le plus clairement possible, au travers du déroulement pur et dur de ces travaux, la trajectoire énergétique; j'ai imaginé que nous remontions ensemble le cours de la source originelle jusqu'aux merveilleuses découvertes du monde actuel, sans jamais oublier que nos corps oscillent dans un perpétuel mouvement formant la boucle de vie dans laquelle nous sommes intégrés.

En attirant votre attention sur le rythme vital contenu dans les cinq cycles énergétiques, j'ai voulu établir entre vous et moi un relais, collectif et individuel, s'exprimant ainsi depuis le fond des temps : « Dans le cœur il y a un autre cœur... ».

« Un voyage de 10 000 kilomètres commence par un premier pas » dit un proverbe chinois; le début marque une prise de conscience. Dans la course effrénée qui nous mène à l'accomplissement de nos chemins de vie, la persévérance, l'ordre et l'organisation devraient régner au centre de nos exigences. Mon travail est-il en accord avec les données pré-citées? Je vous en laisse seuls juges; la complaisance n'étant pas compatible avec la voie dans laquelle depuis longtemps, je me suis engagée.

En commençant la rédaction de ce livre, j'ai souhaité vous faire partager mon attachement et mon admiration pour la pensée Asiatique, tant sur le plan médical que philosophique. J'ai tenté d'adapter les vérités issues d'un passé prestigieux, à notre évolution si ambitieuse et parfois si présomptueuse.

J'ai également voulu vous faire partager ce désir de recherche et d'étude de la connaissance de soi et de l'infini qui vit en moi depuis l'âge de douze ans (et sans doute bien avant). Ce travail me porte aux quatre coins du monde, fluctuant ou statique, tantôt recherche, tantôt contemplation et me révèle des formes, des voies, des aspects toujours différents, toujours nouveaux, pour la compréhension du mouvement minutieux et précis de ce joyau qu'est la vie.

Chapitre 1

QU'EST-CE QUE LE QI GONG?

Littéralement, Qi Gong signifie le travail de l'énergie.

La représentation calligraphique du mot Qi est formée de trois parties. La partie supérieure représente la vapeur ou fumée, la partie centrale représente des grains de riz cuisant au dessus du feu. Le feu, partie inférieure, permet au riz de cuire, ce qui produit de la fumée.

La définition du Qi est contenue dans le symbole de l'idéogramme. Le Qi est aussi bien matériel qu'immatériel.

Le Qi est la synthèse de l'énergie vitale, le Qi, c'est la Vie, le mouvement, l'activité. Le Qi, c'est la force qui propulse la vie sous toutes ses formes. Le rôle du Qi est de produire, manifester, concrétiser. Le Qi, c'est le fonctionnement physiologique du corps, c'est la circulation du sang, c'est la respiration.

Tout ce qui existe possède un Qi qui lui est propre. Le Qi universel est la représentation de force et vigueur, il est l'élément subtil présent en toutes choses dans l'univers.

L'origine du Qi de l'homme est double et se compose du Qi inné et du Qi acquis.Le premier, Yuan Qi ou énergie originelle, ancestrale, héréditaire, provient de l'intérieur et se manifeste dès le premier cri du nouveau né. C'est le gage reçu à la naissance, le germe initial destiné à être retransmis. Le second, le Zong Qi ou énergie de mélange est composé d'éléments indispensables à la vie venus de l'extérieur, l'air atmosphérique que nous respirons et dont nous nous nourrissons et les aliments que notre corps doit assimiler. Le Zong Qi (air et aliments) et le Yuan Qi (hérédité) réunissent à eux deux l'essence même du corps Jing et se trouvent sous la dépendance du Shen, l'Esprit. C'est le Shen Qi qui donne de la vitalité dans le comportement physique et mental.

Les différents Qi se trouvent regroupés sous l'entité Zhen Qi qui représente la somme globale des énergies vitales dans le corps humain. Dans la médecine traditionnelle chinoise, il est dit que le corps, l'esprit et la vitalité qui les unit sont les trois trésors de la vie.

La vitalité générale est sous la dépendance du bon fonctionnement de ces trois constituants fondamentaux liés entre eux par le Qi.

« Sans le Qi, le corps de l'Homme est vide
Quand le Qi quitte le corps, la vie cesse ».

Le Qi Gong a été parfois appelé, improprement, gymnastique chinoise. Mais la tradition gymnique chinoise ne s'apparente d'aucune façon à nos formes de gymnastique. Les mouvements extérieurs du corps sont réduits; ce sont davantage des postures, conservées plus ou moins longtemps, et rompues par un « souffle » qui les fera s'enchaîner avec une autre posture.Le tout dans le calme vide de la concentration attachée à « l'inspir-expir ». La gymnastique thérapeutique chinoise pourrait s'appeler « circulation du souffle ».

La science respiratoire du Qi Gong permet une stimulation et une régénération de l'organisme, une oxygénation et une libération du cerveau et une plus grande clarté dans l'esprit. Cette thérapeutique qui vient de la nuit des temps nous livre des techniques de santé pour guérir mais aussi pour nous maintenir en parfaite forme tout au long de notre vie.

En fait le Qi Gong conduit à la maîtrise de soi par l'équilibre du corps et de l'esprit. Dans la pratique préventive, il faut s'exercer chaque jour avec constance, joie et paix. En cas de traitement d'une maladie, la pratique est plus astreignante mais cela en vaut réellement la peine. Enfants, adultes, vieillards, tous y trouvent leur compte avec des exercices adaptés.

Au cours des exercices corporels, le calme du mental se prolonge dans les gestes.Les mouvements tranquilles apaisent l'esprit. L'attention fixée sur le Qi le conduit et le dirige avec lenteur, constance et harmonie, dans l'ensemble des cellules, vers les organes, au moyen des méridiens. Ainsi le Qi s'élève et s'abaisse dans le corps, s'amplifie dans certains centres énergétiques particuliers, va de l'extérieur vers l'intérieur et inversement.

L'intérêt de ces pratiques est de maintenir le corps en bonne santé, de l'armer afin qu'il puisse repousser les maladies et, en cas d'attaques de celles-ci, de renforcer le corps dans ses défenses afin de rétablir la santé.

La méthode de base doit être respectée par tous les pratiquants au cours de chaque séance qu'elle soit de traitement ou d'entretien. Elle consiste d'une part au réveil de l'énergie et à sa prise de conscience, d'autre part à la diriger selon un circuit bien précis. Le but étant d'augmenter la production de l'énergie et de la faire circuler librement ou bien de la produire en abondance à un endroit précis. Le corps ou certains endroits particuliers se trouvent ainsi rééquilibrés ou rechargés d'énergie pure et nouvelle. Elle consiste enfin au retour de l'énergie. A la fin de chaque séance, il est important de « replacer le Qi dans son « berceau énergétique » le Dan Tian. Si l'on ne prend pas garde à cela, non seulement les effets attendus ne s'accomplissent pas mais la santé peut même en pâtir.

Dans le corps physique, l'énergie, élément subtil, doit elle-même se conformer aux règles de la matière corporelle. Ses évolutions libres s'opèrent dans un sens précis que nous devons apprendre à respecter.

Pour étudier le Qi Gong sous toutes ses formes, il est indispensable de le replacer dans son contexte ainsi que d'entrer en contact étroit avec la philosophie dont il est issu. La médecine traditionnelle chinoise s'est progressivement éloignée de ses idéologies philosophiques sous le joug de différentes pressions : sociales, politiques, critiques de tous ordres, pour donner d'elle une image uniquement vouée aux soins médicaux dans un sens purement physique. Mais ceci n'est qu'apparence pour qui comprend l'orientation exacte et la portée d'une médecine que l'on pourrait qualifier de sacrée.

Lorsqu'il s'agit de traiter une maladie, de soigner un patient pour le guérir, est-il bien raisonnable de séparer le corps de l'esprit ? L'éducation rationnelle qui s'est enracinée dans notre monde moderne comporte bien des lacunes en ce qui concerne le fonctionnement du duo corps et esprit.

L'aventure humaine et son évolution réclament l'ouverture des portes closes par quelques dictateurs de l'âme. Ceux qui feront le monde de demain ne veulent plus ressembler aux zombies que nous sommes, dirigés par telle ou telle motivation commerciale. Le monde de demain n'acceptera plus de se laisser sciemment et chimiquement empoisonner au seul bénéfice d'une société médicale au cœur et aux yeux fermés.

S'il est bien un droit qui doit être reconnu, n'est-ce pas celui de la santé individuelle?

Le troisième millénaire accouche du nouvel homme. Cet homme est libre de ses choix, il revendique l'accès aux connaissances et à la vérité. Son corps et son âme lui appartiennent. Il veut accomplir son chemin de vie en pleine possession de ses moyens, comprendre son identité profonde. Etre unique, se sachant relié au tout qui lui même forme l'Un.

« Science sans conscience n'est que ruine de l'âme » dit-on; mais le mot conscience est profond et sujet à de multiples interprétations. Le but de cet ouvrage est de lui rendre sa véritable dimension, c'est à dire la plus simple, et d'en faire un outil utilisable par tous; la véritable voie de la conscience doit aussi s'accomplir dans le domaine de la santé.

Depuis plus de cinq mille ans, les chinois portent leur intérêt sur l'énergie. En Occident, on peut voir depuis quelques temps ce mot employé à tous propos.

Mais lorsque l'on se dit fatigué ou en forme, déprimé ou combatif, n'est ce pas être en relation directe avec l'énergie?

A l'aube des temps, l'énergie originelle était ramassée sur elle-même, sous forme de sphère compacte. Les textes anciens disent qu'un premier souffle pur chargé d'énergie Yang s'éleva pour former le ciel, tandis qu'un second souffle d'énergie trouble, Yin, descendit pour former la terre. De ces deux souffles, l'un mâle l'autre femelle, formant le principe universel naquit l'Homme. L'homme est sans cesse animé par ces deux énergies vibrantes et opposées qui parcourent son organisme. En effet, en tout homme se trouve cette même énergie contenue dans l'Univers entier. Cette énergie se nomme le Qi. Le Qi s'apparente au mouvement, il ne doit ni circuler trop rapidement, ni stagner; il doit pouvoir s'écouler sans entraves.

Le rôle du Qi Gong consiste à activer le Qi dans l'organisme, le préserver, le développer ou l'atténuer selon qu'il se trouve au bon niveau, en quantité insuffisante ou en excès, et ce, au moyen d'exercices physiques (Wei Qi Gong) et respiratoires (Nei Qi Gong). Les exercices de Qi Gong qu'ils soient « externes » ou « internes » emploient tous les deux la concentration.

Les plus anciennes références au Qi Gong se trouvent dans le »Nei Jing Su Wen ». Il y est dit que« quand il est calme et vide, l'énergie de l'homme circule normalement. Quand on garde l'esprit à l'intérieur de soi, la maladie ne peut pas survenir. » En médecine chinoise, il est en effet plus important de cultiver son esprit que son corps. Le Qi Gong fait partie de l'une des quatre branches de la médecine traditionnelle chinoise dénommée « l'entretien de la vie ». Cette branche particulière regroupe les mouvements de gymnastique énergétique thérapeutique (Wei Qi Gong), les auto massages, Dao Yin, (Wei Qi Gong), les massages An Mo et Tui Na (Wei Qi Gong), les exercices respiratoires (Nei Qi Gong), et les exercices psychiques tels que la concentration (conduite de l'énergie), la visualisation énergétique et la méditation (s'asseoir en paix). La diététique et l'hygiène de vie s'ajoutent à ces différents exercices.

Le Qi Gong a traversé divers courants d'influence culturelle au fil des siècles : taoïste, confucéen, bouddhiste et médical.

L'influence taoïste sur les Qi Gong thérapeutiques utilisés en médecine est très marquée. Les médecins traditionnels chinois, au cours des siècles, étaient pratiquement tous de fidèles taoïstes.

L'influence confucianiste sur les Qi Gong écarte l'aspect religieux et les principes métaphysiques pour classifier en lois et en règles de morale les fondements énergétiques. Néanmoins, la règle essentielle demeure : « L'esprit est le gouverneur du Qi dont le corps est rempli ».

L'influence bouddhiste domina en Chine pendant plusieurs siècles, unissant indiens et chinois. Le nom du moine bouddhiste Boddhidharma marque à lui seul l'évolution du Qi Gong. Dans le monastère de Shao Lin, il se désespérait de l'état de faiblesse physique dans lequel se trouvaient tous ses moines. Boddhidharma se retira en méditation dans une grotte dont il ne réapparût que pour livrer une suite de douze exercices de Qi Gong (le « Yi Jin Jing ») qui allaient permettre aux moines de renforcer leur vigueur.

Cinq siècles plus tard, un Général d'armée soucieux d'entretenir ses soldats qu'il jugeait trop faibles, établit d'autres exercices inspiré des « Yi Jin Jing », les douze pièces de Brocart, qui plus tard furent réduits au nombre de huit. D'autres moines s'inspirèrent de la force et de la souplesse des animaux, même mythiques, pour s'entraîner à leurs arts martiaux. Le jeu des cinq animaux, tigre, ours, dragon, singe, grue, devint par la suite les étendards des diverses formes de Kung Fu. Cette forme de Qi Gong utilise la force de contraction, de tension, la force musculaire.

C'est à l'Empereur Huang Di que l'on doit le premier traité de médecine traditionnelle chinoise : « Nei Jing Su Wen ». Ce traité, composé de quatre-vint-un chapitres, pourrait se résumer par cette célèbre sentence tirée de la « Table d'Emeraude » : « Ce qui est en haut est comme ce qui est en bas ». La maîtrise de cette science explique le fait que trois mille ans plus tard, cet enseignement magistral éclaire toujours l'évolution acupuncturale.

Un bon nombre d'historiens se sont penchés sur les traductions, souvent controversées, des différents textes médicaux chinois. « Il n'y a cependant pas lieu, comme le remarque le Docteur R.F. Bridgman, de considérer la médecine chinoise comme un ensemble immuable conçu intégralement dans l'Antiquité et transmis sans altération importante au cours des siècles ». La culture chinoise, étant dès son origine empreinte de poésie, de mystères volontairement posés et aussi de contradictions, pourrait sembler réservée à une seule élite de disciples initiés. Il n'en est rien; toutefois, nous devons nous attacher à comprendre les traits fondamentaux du concept qu'ont les asiatiques de la vie et de la maladie.

Dans les arts guerriers, dits arts martiaux, l'entraînement ésotérique est inestimable, car il s'ajoute à la puissance physique en élevant l'action jusqu'à la spiritualité. Cette démarche peut exalter le combattant jusqu'à la noblesse sans l'avilir dans la brutalité. Le Qi Gong dévoile, au travers de ses multiples disciplines, l'enseignement permettant d'anoblir la « brutalité » en supprimant le laisser aller complaisant et la satisfaction du « petit moi ». En plaçant l'Homme face à ses propres vérités, l'ancestrale connaissance permet, au moyen de la vision méditative-active, de s'exercer à la force tranquille qui donne la puissance.

L'on ne peut accéder aux sciences asiatiques par une approche uniquement intellectuelle ou étroitement cartésienne. Le troisième millénaire, dont nous sommes l'ouverture dimensionnelle, sera caractérisé par une action responsable et consciente, une action qui doit nécessairement servir et guider et avoir pour but l'unité avec toutes les vies de l'Univers.

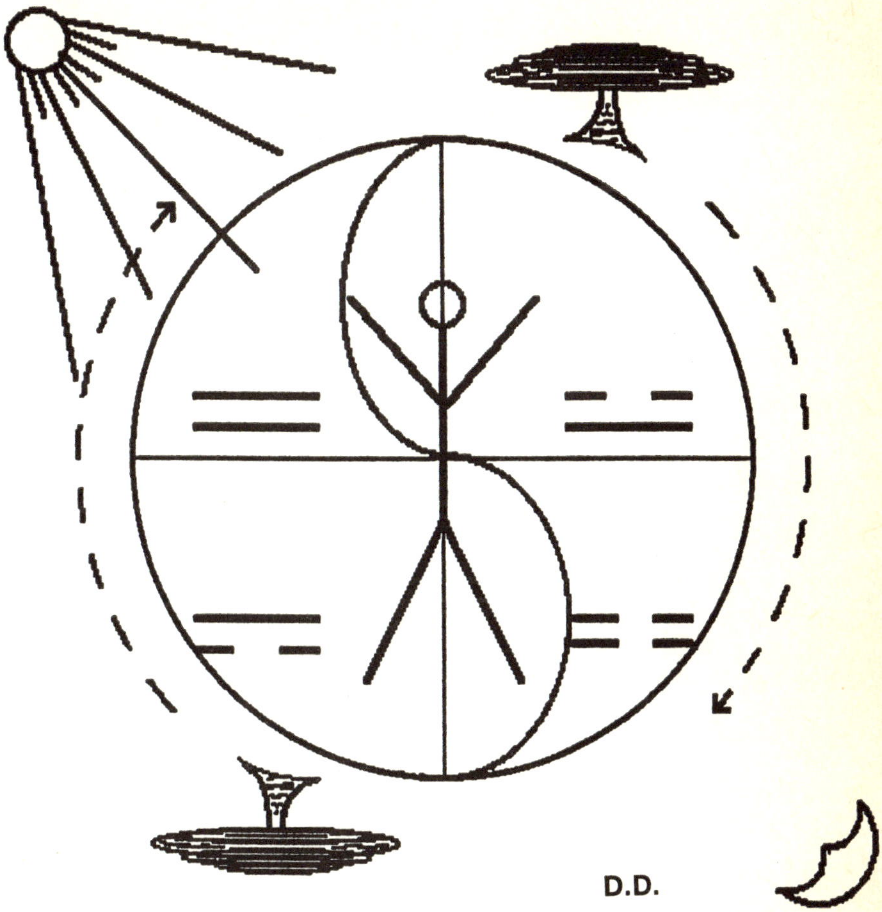

CE QUI EST EN BAS EST COMME CE QUI EST EN HAUT

L'Homme est au CENTRE de l'UNIVERS

CHAPITRE 2

L'homme et l'univers

« Les planètes sont en nous, le sage commande aux astres »
Paracelse

« Il y a environ quinze milliards d'années, nous sommes nés de particules élémentaires nageant dans le chaos et nos corps se sont constitués d'une centaine de milliards de milliards de milliards de ces mêmes particules. Leur nature, c'est à dire : notre nature, est formée des mêmes électrons qui circulent dans nos fils électriques et dans nos quarks » écrit l'astrophysicien Hubert Reeves.

Sans le chaos initial, l'ordre, c'est à dire l'être humain et l'organisation de la nature, n'auraient pu s'accomplir. Toujours selon Hubert Reeves, pour pouvoir dire « Je », il faut que des myriades de molécules d'oxygène en provenance de l'atmosphère, soient pompées dans nos poumons, véhiculées par les globules rouges de notre sang jusque dans notre cerveau et de là soient distribuées à des milliards de neurones qui se chargent et se déchargent plusieurs fois par seconde. Il faut aussi que la nourriture que nous absorbons soit traitée, transformée et assimilée par chacune des dizaines de milliard de cellules qui composent notre corps.

Le mouvement de vie universel, mettant en œuvre la forme gravitationnelle, permet aux formes de se construire, de se rassembler pour engendrer la matière donnant naissance aux étoiles. Du brasier stellaire concepteur, la matière est projetée dans le froid interstellaire au milieu d'une intense activité, dans laquelle nos atomes se combinent pour former les molécules de notre vie : eau, gaz carbonique etc... Cette fascinante activité produira des grains de poussière par myriade se répandant dans l'espace.

Ces grains, ces poussières, formeront en s'assemblant, des planètes qui s'associeront encore en millions d'atomes pour engendrer des cellules. Les cellules ainsi formées donneront des êtres pluricellulaires (exemple : les méduses ou les vers d'eau) puis au cours de multiples transformations évolutives, apparaîtront les plantes, les animaux et nous!.

L'Homme descend du Ciel (le grand voyage de l'âme) et pendant ce trajet, il construit le corps, véhicule nécessaire à l'accomplissement de son incarnation terrestre. A la naissance de l'Homme, l'Univers prend conscience de lui même : Dieu se regarde. C'est ici, en cet ultime point, que la clé de l'évolution nous est donnée. Dans l'unique but de se comprendre et de s'interpréter objectivement lui même, le cosmos créa l'homme au centre de l'Univers. L'embryon humain se développe dans l'eau du ventre maternel. L'Homme est le descendant de l'océan primitif.

L'homme-univers pour s'exprimer dans sa totalité, doit pouvoir imiter l'arbre. Le souffle énergétique de l'arbre s'unissant à la sève terrestre au cours du cycle concepteur, se concrétise un matin de printemps dans la forme tendue d'une tige de bois. En jaillissant ainsi du ventre de la terre sa mère, l'arbre nourrisson exprime la force Yang dans le mouvement libre qui anime le foie.

Le courant énergétique de l'arbre est si rapide, si intense et si puissant, qu'il s'élève bientôt au zénith flamboyant. Ses branches telles des flammes s'élancent vigoureuses pour rejoindre le soleil son père, vers lequel il agite ses feuilles aux mains multiples. Yang à son apogée, l'émotion vitale de l'arbre se concentre en son cœur dans la chaleur d'été.

Qu'il pleuve ou bien qu'il vente, rien ne déstabilise la force tranquille de l'arbre qui ploie et se courbe avec gratitude en contemplant la Terre. La matière s'impose à l'énergie pour construire le Yin et préserver la Rate. L'arbre sait respirer, intérieur – extérieur, en suivant le tracé de ses veines feuillues. L'arbre porte un poumon dans chacune de ses feuilles. Tout au long du parcours, Qi associé à Xué, monte et descend toujours la colonne du tronc. L'alternance vitale en cet instant précis favorise le Yin. Le souffle permanent s'éparpille dans l'espace emportant avec lui sa parure automnale.

Retour aux sources : pénétration, intégration, transformation. Les racines célestes s'abreuvent à la source des racines terrestres. Un cycle prenant fin annonce celui qui vient. L'arbre sait que la nuit permet d'envisager le jour.

La sagesse ancestrale trouve asile dans la profondeur du temps logée au centre Yin et Yang des reins, siège de l'hiver.

L'homme est-il si différent de l'arbre?

La vie de l'homme est réglée en fonction des cycles universels. L'homme détient potentiellement en lui tout le fonctionnement de l'univers. L'homme vit entre le Ciel et la Terre, la lumière et l'obscurité. Ainsi, le Ciel et la Terre sont-ils le haut et le bas de la création. La théorie du Yin et du Yang a été élaborée à partir de cette donnée.

La création commence avec la formation des principes Yin et Yang. La phase optimale de la lumière est le zénith, sa phase la plus obscure le nadir, mais la transformation de la lumière en obscurité et de l'obscurité en lumière a lieu bien avant qu'elle ne devienne apparente. C'est pourquoi, il y a toujours du Yin dans le Yang et du Yang dans le Yin. L'obscurité n'étant qu'absence de lumière, seule compte l'évolution de la Lumière. Tout est définissable en termes de Yin et de Yang. Le mouvement de la vie est dû à l'interaction permanente du Yin et du Yang.

Au paragraphe 35 du « Nei Jing Su Wen » il est dit :

« Le Yin et le Yang sont le sexe du sang et du souffle.

La gauche et la droite sont les chemins du Yin et du Yang.

L'eau et le feu sont les manifestations symptomatiques du Yin et du

Yang.

Le Yin est à l'intérieur, le gardien du Yang.

Le Yang est à l'extérieur, le serviteur du Yin ».

Yin et Yang sont les principes positif et négatif qui dans leur unité conduisent l'Univers.

L'Univers (ses événements, sa volonté) est un flux de protons et d'électrons groupés dans du vide, où toutes choses sont solubles et changeables. Dans la réalité, il n'existe que l'idée (Zen). On lit dans le « Tai Shi

Tian Yuan » : « Dans l'immensité vide se trouve le fondement de l'élaboration primordiale ».

Selon la tradition chinoise, la vie de l'homme est réglée par cinq cycles universels, correspondant à cinq points cardinaux : l'est, le sud, le centre, l'ouest et le nord. Ces cinq points correspondent aux saisons qui engendrent les conditions climatiques. L'homme porte donc en lui même un printemps, un été, une inter – saison, un automne et un hiver.

L'individu est un cosmos miniature avec ses climats, ses saisons, ses fleuves, ses mers et ses montagnes, de même que la Terre est un organisme vivant avec ses veines, son sang, ses émotions, ses larmes et ses tempêtes.

En principe, l'homme suit le rythme du soleil et de la lune et reste dépendant des rythmes saisonniers (le printemps étant le matin de l'année, etc...). L'homme est soumis aux rythmes du Ciel et de la Terre tout autant qu'aux pulsations que produit son cœur activant sa respiration. Les cinq mouvements sont la manifestation d'un ordre régissant les phénomènes naturels. Yin et Yang symbolisent une Loi de la Nature inhérente aux phénomènes naturels (Ciel – Terre). L'homme et la Nature se correspondent. Cette correspondance implique une réaction constante aux influences extérieures, dans le corps humain.

La théorie du Yin et du Yang et la théorie des cinq éléments (cycles) sont indissociables. Les cinq éléments maintiennent l'équilibre du Yin et du Yang au moyen des cycles d'engendrement et de contrôle; l'interaction est permanente entre tous systèmes de vie. Les cinq éléments permettent d'expliquer également le cycle perpétuel de la vie et de la mort.

« Le vent qui se trouve entre le Ciel et la Terre peut engendrer les dix mille êtres » dit un texte chinois.

Dans le « Nei Jing Su Wen » véritable bible médicale et philosophique, il est expliqué que « dans le mouvement universel, les règnes des cinq éléments se déplacent cycliquement. La Terre se situe au dessous de l'homme et au milieu du grand vide. Les cinq éléments adhèrent à la Terre, c'est dans le vide que se rangent les Qi essentiels qui répondent au Ciel ».

Le corps est une structure composée d'atomes qui sont des unités d'énergie. Les mouvements de ces énergies atomiques reproduisent dans leurs schémas la structure de l'Univers. Physica et Anima sont responsables du système vital de notre Univers.

Pour la sagesse antique « l'Univers n'est pas matériel, mais il est mental ». La matière dont est composé l'Univers est une substance mentale dont la nature n'est pas différente de celle de notre conscience. Nous sommes les créateurs du monde tel qu'il nous apparaît. Ces idées étaient enseignées en Chine au sixième siècle et avant cela encore, en Inde. L'apparence du monde qui nous entoure est produite par les schémas mentaux que nous projetons à l'extérieur et que nous considérons ensuite comme « la réalité ».

« Rien n'existe que l'esprit » dit encore cette sagesse millénaire. D'après le Zen, l'Univers n'est ni matière, ni processus mécanique, mais il est pensée. La connaissance annihile l'idée de séparation entre matière et esprit.

Rutherford of Nelson et Einstein en arrivent aux mêmes conclusions. « La trame du monde est mentale. La substance a disparu. Nous sommes convaincus du caractère symbolique des entités de la physique. Il n'y a rien d'autre à quoi les comparer, sinon la conscience ».

Le Zen donne ce même enseignement : seule la pensée était, est et sera. Comme un nuage voile la lune, la matière voile la pensée. Un homme peut contempler sa nature fondamentale et y trouver tout l'Univers. Les deux consciences (Homme et Univers) ne font qu'une. A nous de dépasser le personnel pour entrer en contact avec l'universel.

La science occidentale admet qu'avec ses dix milliards de cellules, le cerveau résume l'ensemble de l'individu. Et la science traditionnelle asiatique de répondre : on ne peut séparer le cerveau de son environnement.

Physica, embryon de vie, portant en elle toutes les inscriptions de son passé génétique, trouve sa pulsion vitale avec Anima, qui en plus de sa mécanique fonctionnelle subtile, peut influencer le comportement de Physica, en lui inculquant des données différentes en vue de constructions nouvelles. C'est la conscience, notre conscience qui dirige les associations d'idées du cerveau.

Le corps ne fait que suivre. Il est composé d'un ensemble de cellules qui changent constamment, cellules réunies par la conscience (nous savons que notre corps renouvelle ses cellules tous les sept ans). Il est donc évident qu'un individu peut, en maîtrisant sa conscience, restructurer ce groupe de cellules d'une toute autre manière. L'esprit de l'homme peut donc contraindre les anciennes choses à disparaître en les transformant en choses nouvelles.

La maladie n'est qu'un déséquilibre des fonctions normales du corps. Il faut quarante mille milliards de cellules pour constituer un être humain. Ces cellules disposent d'une organisation « sociale » sans faille, d'une discipline absolue. Si cet ordre se trouve perturbé ou seulement non respecté dans sa plus infime mesure, on se trouve alors en présence d'une « perturbation sociale » cellulaire qui se manifeste par la maladie.

Malgré les progrès extraordinaires réalisés au cours des dernières décennies, les origines de la vie restent encore à ce jour une énigme. Une hypothèse est toutefois retenue, celle de l'apparition de la vie par des molécules organiques apportées sur la terre par les comètes et les météorites. Ce qui de toute manière, ne fait que reporter la question.

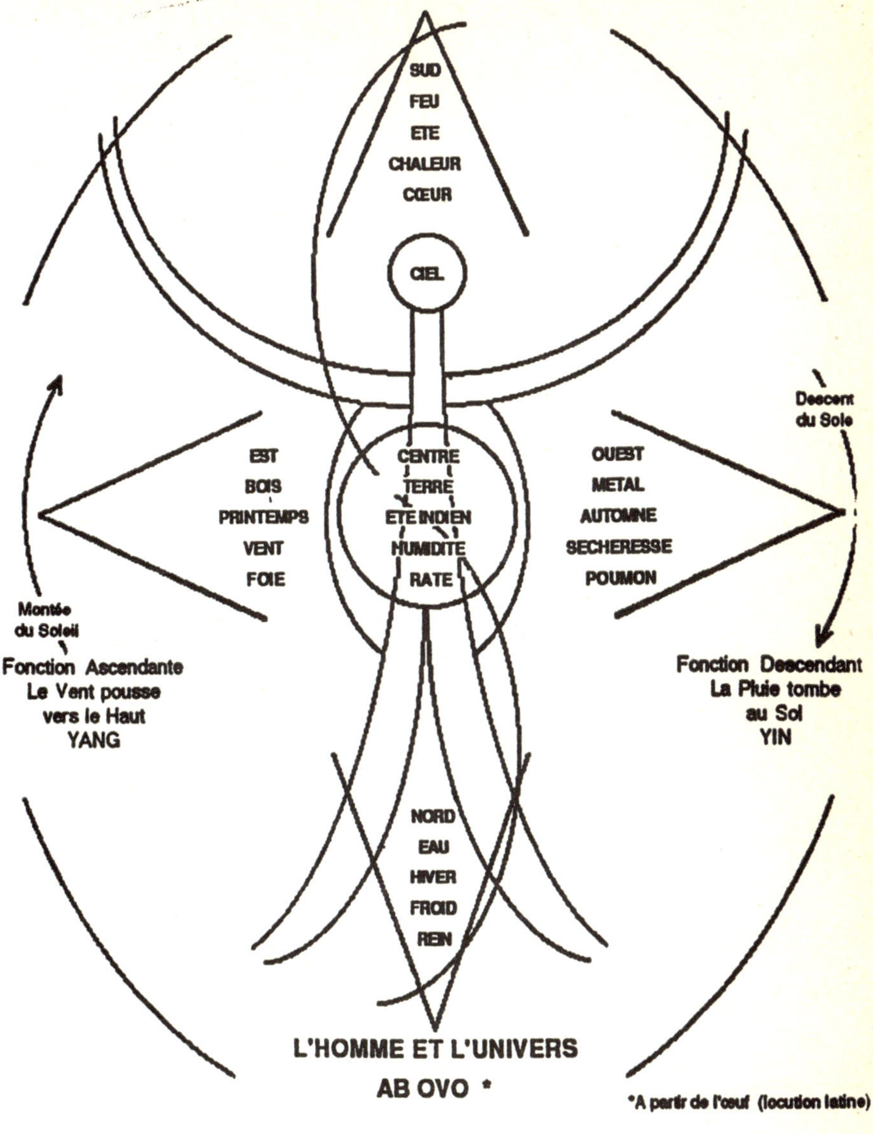
SUD
FEU
ETE
CHALEUR
CŒUR
CIEL
EST
BOIS
PRINTEMPS
VENT
FOIE
CENTRE
TERRE
ETE INDIEN
HUMIDITE
RATE
OUEST
METAL
AUTOMNE
SECHERESSE
POUMON
Descent du Sole
Montée du Soleil
Fonction Ascendante
Le Vent pousse
vers le Haut
YANG
Fonction Descendant
La Pluie tombe
au Sol
YIN
NORD
EAU
HIVER
FROID
REIN
L'HOMME ET L'UNIVERS
AB OVO *
*A partir de l'œuf (locution latine)

Dessin D.D.

CHAPITRE 3

La cellule est une planète

Certains individus doivent leur capacité de résistance aux maladies à leur code génétique, tandis que d'autres manifestent des faiblesses.

La recherche scientifique actuelle pense pouvoir prévenir et guérir les maladies en utilisant les informations puisées dans le génome humain (modification des chromosomes). Le génome humain est l'ensemble des indications relatives à un individu, inscrites dans ses gènes. Cette recherche permet un dépistage précoce des futures maladies. Le génie génétique est un instrument de connaissance extraordinaire, mais qui soulève une question : à qui appartiennent les gènes? Il est facile de répondre qu'ils sont le patrimoine de l'humanité, ce qui rassure les consciences et autorise les manipulations, sous prétexte d'améliorer la condition humaine.

Si le sens de cette recherche est valable pour permettre de mieux comprendre l'origine de l'espèce humaine et d'en faire bénéficier la médecine, elle n'en pose pas moins des questions fondamentales d'ordre éthique.

« L'ignorance est le seul véritable inconfort de

l'humanité », disait le Pr Menestrier. La science ne doit pas être une fin en soi mais un moyen au service du bien-être individuel et social.

Les inscriptions génétiques du fœtus reçoivent leur « alimentation » au moyen du cordon ombilical. Tout ce qui vient de l'extérieur parvient jusqu'au cœur de ce ruban de vie pour s'ajouter à l'acquis génétique. Ainsi se forme la personnalité, par osmose entre la mémoire ancestrale et le vécu qui débute avec la vie embryonnaire.

L'hérédité, trait d'union entre le passé et le présent, est, dès la conception, personnalisée ou individualisée par l'empreinte émotionnelle des parents. Ainsi au départ de sa vie, chaque être démontre des ressemblances avec tel ou tel membre de sa famille, mais aussi des différences qui en feront un être unique. Ces différences s'affirment tout au long de son expérience de vie.

L'inné, appelé en médecine traditionnelle chinoise « mémoire du ciel antérieur », explique le parcours de l'âme.

Le corps est en lui-même un univers composé de myriades de cellules oscillant en un mouvement qui s'équilibre entre le positif et le négatif. Que cet équilibre soit rompu et c'est la maladie.

Toutes les formes de vie évoluent dans l'immensité universelle et toutes s'abreuvent à la source unique du rayonnement de l'énergie.

Les différents règnes, minéral, végétal, animal et humain, constituent la chaîne d'un cycle évolutif. Briser un seul maillon de cette chaîne, revient à se briser soi même ! La planète Terre est un corps vivant fourmillant d'énergies dont les cycles se manifestent en mouvements que l'on peut nommer biorythmes. Nul ne peut échapper à l'influence du ciel et de la terre.

L'homme, porteur de vie microscopique, tire à chaque instant son expression vitale de l'énergie universelle. Son corps, géant du point de vue des unités de vie contenues en lui, comprend les mêmes évolutions, révolutions, involutions cycliques que celles du grand Univers. « Le plus grand est devenu le plus petit ».

La conscience à l'intérieur de chacune de nos cellules, possède une mémoire sensible pourvue d'un pouvoir d'adaptation aux nouvelles données. Ainsi, ce qui existait dans l'ordre peut, sous l'influence de vibrations différentes, se changer en désordre, et inversement. Si l'univers est atteint dans son intégrité, l'unité se rompt, la maladie se manifeste.

La « cellule-planète » évolue avec harmonie selon un tracé conforme à celui du Tout. Son « intelligence » ne comporte pas de notion d'individualité. Elle est reliée au Tout en permanence. Elle reçoit l'énergie universelle dont elle se nourrit mais ne l'analyse pas.

L'homme doit apprendre à se connaître et à se servir des éléments de son univers intérieur. On sait que l'homme n'utilise en général que 10 à 20 % des capacités de son cerveau. La matière dont nous, et tout ce qui nous entoure, sommes composés vibre à une telle fréquence que nous la voyons stable. Niels Bohr explique que « les molécules simples sont composées d'atomes dont le noyau central positif oriente la gravitation d'électrons qui eux mêmes tournent autour du noyau à des vitesses atteignant six millions de milliards de tours secondes ». C'est de cette inimaginable vitesse que se crée l'assemblage apparent, donnant à nos yeux une impression de masse compacte. Nous sommes constitués de milliards de particules nucléaires qui vibrent au rythme approprié à l'énergie vitale.

La vie est une et l'Univers est fait d'un seul tenant.

Sous l'emprise d'une agression, la polarité d'une

cellule se trouve modifiée. Aussitôt, elle transmet ce changement aux autres cellules groupe. L'apparition de la maladie s'apparente aux bouleversements cosmo-telluriques. C'est le principe des réactions en chaîne. Comme le ciel contient les planètes, le sang porte les cellules du corps humain. La conscience cellulaire (essence subtile) dont dépend un corps (matière), suit la même évolution.

Guérir, c'est éveiller la conscience énergétique du corps à la conscience cosmique universelle. L'énergie universelle est la force vibratoire à l'origine de l'animation des formes de la matière. C'est l'énergie primordiale qui active le principe de vie. L'énergie universelle compose la substance du monde, sans elle aucune apparence ne serait manifestée.

En s'éveillant à la conscience universelle, l'homme peut éveiller les cellules à un processus nouveau. Peu à peu, les anciennes inscriptions s'effaceront au profit de nouvelles informations. Un nouvel état sera né, que le corps exprimera.

Il ne s'agit plus de tuer les cellules atteintes, mais de les rééduquer pour les transformer en cellules saines.

L'Univers, dont l'homme, est mu par sept énergies primordiales appelées rayons. Trois rayons régissent le ciel; ce sont les trois rayons majeurs. Quatre rayons régissent la Terre; ce sont les quatre rayons mineurs. Ils sont les sept grands souffles, manifestation du Qi universel. Le Qi reçoit l'influence de ces sept rayons

La colonne vertébrale, au centre de la vie, est le véritable pilier porteur de cette usine de défense dans l'organisme qu'est la mœlle osseuse. Aux différents niveaux de l'échelle vertébrale, se situent les sas énergétiques que sont les centres déjà mentionnés.

La neuro-immunologie montre que le cerveau et le système immunitaire communiquent par le biais des voies nerveuses et des hormones, et que les messages cérébraux peuvent modifier la capacité des réponses immunitaires.

La guérison par le rire (sons-vibrations), le plaisir (émotion) ou l'espoir (attitudes nouvelles) peuvent paraître fantaisistes ou peu orthodoxes, mais la guérison n'est autre que la modification des vibrations énergétiques profondes. Il s'agit de placer l'énergie cellulaire en résonnance avec ses champs vibratoires universels.

En médecine énergétique, la clé de la santé est de maintenir une unité de vibration dans notre conscience et de l'irradier partout en nous.

L'esprit est capable d'établir au travers du système endocrinien et suivant la gestion qu'il en fait, l'état de maladie ou l'état de santé. Il lui suffit d'être en harmonieuses relations avec le corps et d'apprendre ensemble à actionner les subtilités de l'être profond.

Après avoir mentionné la relation des centres énergétiques avec un organe, une fonction, une émotion, un élément, une planète, une couleur, voyons après ce qu'il en est des sons. L'ensemble que constitue une molécule, une forme, un son, une couleur, est vibratoire.

Les énergies émotionnelles sous le contrôle du système glandulaire sont liées à la production des sécrétions hormonales qui circulent dans tout l'organisme.

Toutes les fonctions organiques se renouvellent grâce au système glandulaire. Le système endocrinien est intéressé par le système du fonctionnement de l'esprit. Les glandes endocrines sont liées au renouvellement des cellules, ce travail s'accomplit sur le plan des énergies physiques mais aussi mental et spirituel.

Les sons, en atteignant la sensibilité humaine, élèvent ou abaissent le niveau vibratoire de l'individu. Il est bien connu que certains sons exaltent ou apaisent.

L'HOMME UNIVERS

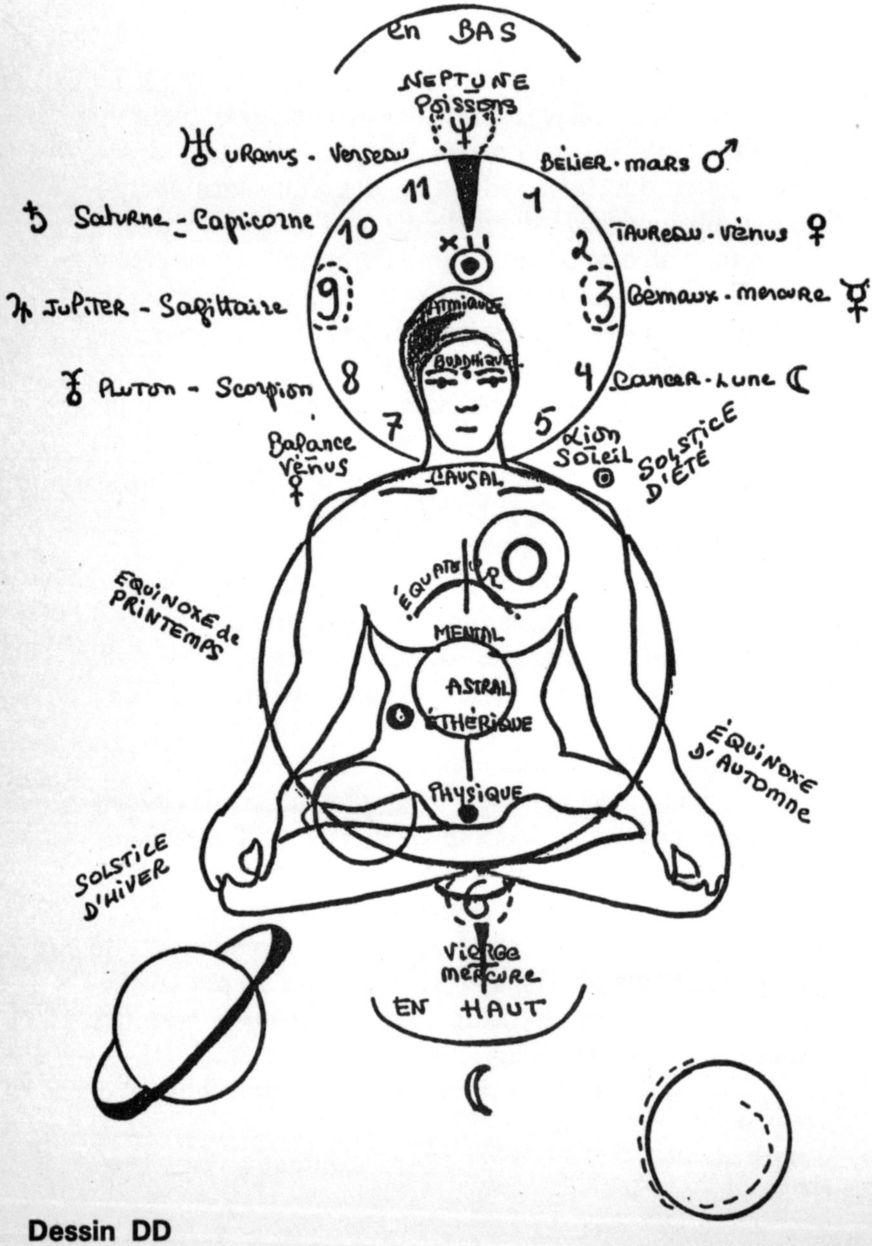

Dessin DD

CHAPITRE 4

La défense immunitaire

Bien avant notre ère, des civilisations ne possédant pas notre haute technicité scientifique savaient qu'il était possible de s'immuniser en absorbant régulièrement de petites doses de poison dans le but d'accoutumer l'organisme à résister à certaines substances.

Dès le Xᵉ siècle en Chine, les médecins taoïstes avaient déjà découvert le premier procédé de vaccination en « variolisant » leurs patients. Ils faisaient pénétrer dans le nez de personnes saines un liquide infecté prélevé sur des enfants malades de la variole.

Les médecins provoquaient, de cette manière, une variole bénigne tout en protégeant les sujets ainsi traités contre la gravité de cette maladie.

Toutes les « découvertes » furent préparées par des moyens empiriques.

Au cours du XIXᵉ siècle, Louis Pasteur entreprit de trouver une solution aux épidémies de choléra qui décimaient les poulaillers. En 1878, après s'être évertué en vain à trouver un remède, ses expériences ayant toutes échoué, il partit en vacances, oubliant une préparation de suspension de bactéries. A son retour, il reprit ses travaux en inoculant aux poules le produit de la suspension. Une fièvre légère gagna la basse-cour, puis les poules se rétablirent. Pasteur comprit que le taux de nocivité des bactéries de la suspension oubliée avaient diminué avec le temps. Un peu plus tard, il inocula de nouvelles bactéries « fraîches et vives » cette fois-ci, aux même poules; leur résistance à l'attaque s'avéra intacte et les poules survécurent. Le principe du vaccin était confirmé.

Grâce aux travaux de Pasteur, de Kock et de leurs élèves, le rôle d'êtres vivants microscopiques, les microbes, fût révélé dans la reconnaissance des pathologies infectieuses. Au moyen de la vaccination, Louis Pasteur découvrit par la suite les propriétés essentielles des réactions immunitaires : la spécificité relative au vaccin, la mémoire relative à la protection, la stabilité relative à la durée de l'immunité. Pourtant ces mécanismes fondamentaux concernant les réactions immunitaires n'apparurent à l'évidence des chercheurs que plus tard.

En 1884, Metchnikoff disciple de Pasteur, zoologiste et microbiologiste russe, publia sa théorie cellulaire dans l'ouvrage : « l'immunité dans les maladies infectieuses » (Prix Nobel 1908). Il découvrit que des cellules mobiles entrant dans la composition des cellules sanguines chez les vertébrés, pouvaient absorber et détruire les microbes par un acte volontaire : tuer pour manger. Il donna le nom de macrophage à ces cellules dévoreuses.

Elie Metchnikoff établit sa théorie cellulaire à partir de cette expérience : il égratigna profondément une étoile de mer avec une épine de rosier qu'il laissa à l'intérieur de l'animal marin et se pencha sur les réactions cellulaires qui suivirent. Un groupe de cellules parvint à disséquer l'épine et à l'intégrer jusqu'à ce qu'il n'en reste plus de trace. Les macrophages venaient de révéler leur rôle dans le système de protection de l'organisme contre les micro-organismes infectieux.

En 1890, Von Behring, médecin et bactériologiste allemand (Prix Nobel 1901) étudiant la réalisation de l'immunité anti-diphtérique constata que l'action anti-bactérienne du sang ainsi que l'adaptation de l'animal à la toxine dépendaient d'une propriété apparue dans le sang de l'animal immunisé : l'anti-toxine. Le processus d'immunisation étant engagé contre les microbes, d'autres substances d'activités différentes apparurent dans les circulations liquidiennes de l'organisme : sang, lymphe, sérosités.

Au début du xxe siècle, Emile Roux et Alexandre Yersin à qui l'on doit pour le premier l'introduction en France de la sérothérapie dans le traitement de la diphtérie, et pour le second la découverte du bacille de la peste, firent ressortir que le bacille produisait des toxines qui en se diffusant allaient polluer d'autres zones du corps; mais en prélevant un sérum sur les malades, ils pouvaient immuniser d'autres individus contre cette même maladie, en l'occurence : la toxine diphtérique. Ils démontrèrent que ce sérum véhiculait ce qu'ils nommèrent les anti-toxines. Par la suite, ces anti-toxines furent rebaptisées anticorps par Karl Landsteiner (à qui l'on doit la découverte des groupes sanguins (Prix Nobel 1930) et antigène, la substance dont l'injection produit les anticorps.

Les anticorps étant la production naturelle d'agents de défense lors d'une « attaque étrangère », ils furent donc considérés comme la cause de l'immunité. Mais à partir de quelles données précises se fabriquaient ces anticorps?

Restait à définir le mécanisme commandant à la réponse immunitaire. Au cours de certaines infections, la barrière de défense ne paraissait pas dépendre des anticorps.

En 1945, les chercheurs firent apparaître le rôle des lymphocytes dans la production des anticorps : c'est la mémoire de l'immunité acquise qui établit la stabilité de la protection défensive.

D'autres recherches permirent de comprendre l'immunité anti-microbienne : les réactions de l'organisme à des éléments étrangers à ses fonctions tels que greffes de peau ou autres cellules rapportées, mettaient en évidence l'origine des possibilités immunitaires révélant des facteurs génétiques.

Les lymphocytes représentent les éléments de base du système immunitaire. Leur production se renouvelle en permanence au niveau de la moëlle osseuse et ils circulent par les voies du sang et de la lymphe. Leur présence stratégique dans certaines zones de l'organisme en fait de redoutables gardiens qui réagissent immédiatement à la pénétration d'un facteur d'infection.

La société lymphocytaire se compose des lymphocytes B, producteurs d'anticorps; des lymphocytes T, tueurs chargés d'éliminer les cellules atteintes par un virus ou par d'autres cellules étrangères. La production des lymphocytes T mûrit et s'éduque au phénomène de reconnaissance du soi et du non-soi, au cœur du thymus. Une troisième catégorie de lymphocytes, les neutres, travaille de concert avec les B et les T.

Les cellules lymphoïdes et les cellules phagocytaires ne sont pas indépendantes dans l'organisme. Certains organes et circuits spécialisés permettent ou aident leurs activités : la rate, les ganglions lymphatiques, l'épithélium des muqueuses (amygdales, plaques de Payer : intestins) et des glandes à sécrétion externe, l'appareil circulatoire par ses capillaires, les glandes endocrines, le système nerveux et d'une manière générale tout ce qui commande le métabolisme protidique. Cet ensemble constituant le terrain individuel qui selon les « aptitudes » créera ou limitera l'efficacité des mécanismes de défense.

Si l'organisme n'est pas naturellement préparé à lutter contre un virus, il est adapté à réagir contre l'intrusion d'éléments étrangers principalement de nature protéique : « distinguer » le soi du non-soi.

Le soi étant le reflet de l'intérieur en provenance d'organes et le non soi émanant de l'extérieur et provenant de natures différentes.

Hippocrate dans son Livre VI concernant les épidémies formulait cette pensée qui rejoint la pensée chinoise : « La nature est le médecin des maladies, elle trouve elle-même les voies et les moyens, elle n'a pas reçu d'enseignement, elle n'a rien appris, mais elle fait ce qu'il convient. ».

Le Syndrome d'Immunodéfiscience Acquise ou sida correspond à un déficit immunitaire chronique. Les problèmes que posent le sida sont à la dimension de ceux déjà rencontrés par la médecine au cours du temps.

L'organisme doit faire face à diverses agressions. Le système immunitaire est capable de les reconnaître et produire ses réactions de défenses.

Ce rôle défensif est dévolu à une certaine catégorie de globules blancs : les Lymphocytes B, dont le rôle est de synthétiser des anticorps, soit des protéines se liant spécifiquement aux antigènes qu'il convient de neutraliser et d'éliminer.

Les lymphocytes T sous la dépendance du thymus, sont capables de reconnaître les antigènes et de fournir une réponse cellulaire.

Les lymphocytes T sont indispensables à la production d'anticorps par les lymphocytes B, car ceux-ci doivent recevoir un message des lymphocytes auxiliaires. Or, dans le cas du sida, les malades n'ont plus de lymphocytes T dans le sang, les ganglions et la rate.

Le virus HIV s'installe au cœur même du dispositif de défense de l'organisme, au sein des cellules du système immunitaire : les lymphocytes et les macrophages. Ces cellules sont les seules que le virus du sida puisse infecter. HIV est redoutable, il est le seul virus connu à pouvoir reproduire le matériel génétique de sa proie multipliant ainsi sa propagation infectieuse.

Aucune réaction immunitaire ne peut se déclencher avant la reconnaissance entre le « Soi et le non Soi ». Le virus du sida parvient à tromper la vigilance du système de défense en empruntant au « Soi » toute son apparence, lui donnant de ce fait accès à la cellule. Le système immunitaire lymphocytes-macrophages se trouve en circulation par le sang, la salive, le sperme, le liquide céphalo-rachidien. Là, commence une guerre « perdue d'avance ». En effet, plus le système de défense réagit avec force, plus il permet aux lymphocytes infectés de se propager avec rapidité, l'énergie réactive se transmettant en « effet de chaîne » à la stimulation pénétrante.

De nombreuses recherches sont en cours dans le monde entier pour trouver un vaccin qui permettrait de tuer le virus. De nombreux problèmes se posent actuellement à la science : quelles sont les voies de l'immunothérapie pour empêcher le triomphe du virus. et pour aider les séropositifs à combattre la maladie?

Le défi de la science médicale n'est-il pas aujourd'hui de savoir traiter la maladie mais aussi de la prévenir? Sera-t-il nécessaire de vacciner préventivement les seuls sujets à risque ou bien toute la population? Dans le cas d'un sida déclaré, les réponses immunitaires s'effaçant toutes les unes après les autres, la question de la vaccination se posera constamment.

La psychosomatique occidentale portée au grand jour depuis environ une vingtaine d'années reconnaît aujourd'hui les conséquences du stress : diabète, ulcères, hypertension artérielle, phlébites, ainsi que l'apparition subite de maladies de la peau à la suite d'un choc psychologique. Certains cancérologues affirment que le cancer n'échappe pas à la règle qui tend à prouver l'origine psychosomatique des affections bénignes ou graves.

Des travaux importants ont permis de constater que la dégénérescence du corps commençait très tôt. Dès l'âge de dix-huit ans, le nombre des cellules nerveuses du cerveau commence lentement leur processus de désintégration, mais hormis la greffe de tissus nerveux prélevés sur des embryons cultivés en laboratoire, que propose la biologie et la médecine occidentale pour entretenir la vitalité et prévenir la dégénérescence?

Comment procéder dans la vie de tous les jours pour préserver sa santé en renforçant la vitalité et les défenses naturelles du corps sans avoir recours aux traitements médicamenteux? La médecine occidentale est dominée par le concept de la destruction des agents pathogènes : grâce à l'évolution de plus en plus poussée des médicaments, les germes pathogènes deviennent eux de plus en plus résistants!

Détruire l'agent pathogène à tout prix revient dans les cas de cancer ou sida à détruire également les tissus et les cellules. Les résistances du corps s'effondrent d'avantage encore. Toute médecine qui ignore comment rétablir la vitalité afin que les défenses naturelles du corps soient opérantes, ne sert qu'à aggraver d'avantage l'état du patient.

Le sang, c'est la vie! Par sa circulation l'alimentation nécessaire est distribuée aux organes ainsi qu'au système de défense immunitaire. De 1981 à 1985, plus de cinq mille personnes ont eu recours à la transfusion sanguine. En 1992, ces même cinq mille personnes se sont retrouvées infectées par le virus du sida. Certaines en sont mortes.

La transfusion sanguine, dont le but est de rééquilibrer les défenses immunitaires du malade en lui rendant les éléments sanguins perdus ou appauvris, la transfusion, seule capable de sauver in extremis des vies humaines, est devenue aujourd'hui un facteur de risque supplémentaire. Que faut-il en déduire?

La recherche médicale s'obstine à découvrir un vaccin anti-sida, alors que rien n'a encore permis de développer l'immunité au niveau des muqueuses. Le virus est unique et multiple à la fois, selon les circonstances auxquelles il s'adapte parfaitement. Comment rendre un vaccin actif à tous les niveaux? Combien de morts encore avant que le remède soit trouvé?

L'association des organes, des glandes, des cellules et des protéines issues de l'interaction de Physica et d'Anima, du corps et de l'esprit, a programmé depuis la genèse, le système immunitaire.

Chaque jour notre organisme transforme entre deux cent cinquante mille et cinq cent mille cellules saines en cellules cancéreuses. Seul un système immunitaire pur et fort peut éviter le développement de ces cellules cancéreuses.

Par où agit le système immunitaire? Par le cerveau qui distribue ses ordres pour augmenter le taux de globules blancs (l'armée de lymphocites T) et ainsi renforcer la barrière protectrice tout en détruisant les cellules agressives. Mais la réponse immunitaire ne dépend pas que de cela. Il y a d'autres facteurs de victoire sur les cellules tumorales.

Et, dans le microcosme dans lequel nous évoluons, il y a les erreurs d'aiguillage, les « ruses », comme lorsque certaines cellules destructrices s'adaptent et donnent l'apparence de cellules saines. En matière d'immunité, c'est l'être dans son intégralité qui se trouve impliqué. La plupart des maladies se développent par faiblesse du système de défense du corps. Remontons donc le courant normal des causes et de leurs effets.

La flore naturelle protectrice, « nettoyante », dans le corps, réside dans les intestins. Lorsque des bactéries toxiques ou des poisons envahissent cette zone, la flore, accomplit immédiatement sa mission de purification. Mais si les poisons s'accumulent chaque jour, chaque instant de la vie, par une mauvaise alimentation (surcharges de toxiques etc...), par un mauvais rythme de vie gênant les fonctions digestives, par un mauvais état émotionnel, la pollution s'accumule à son tour dans le foyer inférieur. Elle atteint ensuite le sang qui propage rapidement ces éléments polluants partout dans le corps; ces éléments polluants s'installent au niveau d'une fragilité quelconque, détruisant les tissus, les glandes, etc...

Est-il si difficile d'admettre cette simplicité là? Faut-il rappeler que l'on doit vider sa poubelle, tant physique que mentale, chaque jour et même deux fois par jour si possible?

Nous sommes en premier lieu tous responsables de notre propre sang.

Commençons par suivre certaines règles fondamentales et nous verrons les choses s'améliorer.

Le Docteur Alexis Carrel, physiologiste français, prix Nobel 1912, mit l'accent, au cours de ses expériences sur les cellules tissulaires vivantes, sur les maladies associées au colon empoisonné. Le Docteur Carrel faisait vivre des cellules tissulaires en les approvisionnant en aliments appropriés et en nettoyant les évacuations produites par ces tissus. Il nota que si le procédé de nettoyage n'était pas effectué pendant trois jours, les cellules dépérissaient et mourraient rapidement.

La stagnation des matières au niveau intestinal produit des micro-organismes en sur-nombre, qui, s'il ne sont pas nettoyés se transforment en poisons perméables et sournois. Non contents d'infester les parois intestinales, ils pénètrent dans l'intestin grêle sous forme d'évaporations toxiques où ils gagnent encore en puissance. Le courant sanguin et le système lymphatique propagent cette infection au foie qui ne peut faire face à cette agression. Par les voies de circulation, le sang alors contaminé va « blesser » toutes les cellules du corps. Le poison, celui dont nous sommes tous directement responsables, s'infiltre dans les vaisseaux capillaires, dans le système lymphatique jusqu'à atteindre le système nerveux central et les fonctions glandulaires.

La chimiothérapie? Pour ce qui est du cancer, il est maintenant prouvé que les radiations et les agents cytotoxiques produisent la destruction de la force immunitaire.

La tumeur est détruite, mais le corps aussi. Actuellement en Chine, à l'Hôpital de Médecine Traditionnelle du Cancer à Pékin, les médecins chinois utilisent avec succès certains produits et procédés naturels pour atténuer les effets de la chimiothérapie.

Lors du quatrième symposium international sur le

cancer à Washington, les médecins ont insisté sur l'urgence à effectuer des recherches en matière de stimulation du système immunitaire, qui permettrait d'établir le traitement principal du cancer.

Des recherches? Mais il y a six mille ans que ce traitement existe!

Dans la dimension intérieure de l'homme, sont toutes les connaissances, toutes les réponses, tous les apaisements.

Un jour, cancer et sida seront vaincus, permettant aux gens de poursuivre leur vie, jusqu'au bout. Mais avant d'en arriver là, il est nécessaire et urgent de se connaître soi-même.

La Chine a compris depuis longtemps déjà, l'utilité d'unir la science traditionnelle ancestrale à la science contemporaine.

La somme des connaissances traditionnelles enrichie des connaissances, en constante évolution, de la science contemporaine constitue la médecine intégrale. La pièce essentielle du mécanisme humain se trouve dans son âme. La médecine intégrale dépend de la compréhension que l'individu a de l'élément supérieur qui le relie au Tout.

« Homme, connais-toi toi-même, et l'Univers t'appartiendra dans son intégralité ».

Pour illustrer la relation subtile qui existe entre le corps et l'esprit, j'ai choisi d'évoquer l'expérience d'un homme qui a cru à la vie au delà des limites généralement reconnues.

Alain Bombard, issu d'un milieu médical, médecin lui-même, avait reçu une éducation cartésienne. Pourtant, au travers de ses divers ouvrages, on peut observer chez cet homme une recherche permanente de l'harmonisation du corps et de l'esprit.

« On constate, disait Alain Bombard, à propos de la mortalité dans les camps de concentration, une diminution des décès à l'annonce du débarquement et une multiplication à l'annonce de l'offensive Vonrundstedt de Noël 1944 ». Cet exemple illustre bien que la survie est liée à l'espoir, et souligne l'importance du comportement psychique face à des conditions physiologiques anormales. C'est cette théorie que Bombard voulut démontrer en tentant l'expérience du « naufragé volontaire ».

Le but médical était de démontrer qu'un naufragé, même démuni de tout, peut survivre avec la seule nourriture provenant de la mer. La théorie avait établi que la mer pouvait fournir de quoi survivre, en boisson comme en aliments. Notons que l'ingestion d'eau de mer n'étanche nullement la soif mais au contraire l'avive, et provoque des troubles digestifs (vomissements-diarrhées), puis des troubles nerveux atteignant sérieusement l'équilibre mental et physique.

Alain Bombard démontra qu'au lieu de provoquer une désydratation de l'organisme, l'absorption d'eau de mer en petite quantité prise plusieurs fois par jour, constituait une discipline préparatoire indispensable pour favoriser une ingestion chaque jour plus importante. Toutefois, Bombard s'astreignait à une discipline rigoureuse :

Treize heures de sommeil par nuit, la sieste étant exclue à cause des trops grandes chaleurs dans la journée. Observation stricte des horaires des repas. Deux à trois heures de pêche pour seule nourriture. Deux séances de gymnastique réparties dans la matinée. L'eau de pluie fournit l'eau pour l'hygiène corporelle. Une séance de gymnastique mentale, matin et soir, travail de mémoire, calculs mentaux, etc... Des loisirs, partagés entre la lecture d'ouvrages classiques et le déchiffrage de partitions musicales, suivis d'audition d'une heure de musique avec comparaison entre le déchiffrage et l'audition. Entretien journalier du bateau, calculs de longitudes etc... Rédaction du journal de bord, le soir.

Les constatations cliniques effectuées au départ d'Alain Bombard et à son arrivée aux différentes étapes ont démontré une perte rapide et importante de poids, une baisse de la tension artérielle, des différences de numération globulaire. Bombard constata également certaines réactions sensorielles comme des hallucinations auditives, ainsi que des vagues de dépression.

L'expérience d'Alain Bombard efface la légende qui octroyait au naufragé une survie de dix jours maximum. Le malheureux naufragé attendait jusqu'au soir du dixième jour et, sachant les recherches abandonnées, désespéré, se laissait mourir en quelques heures. La survie ne dépend donc pas que du corps, mais aussi de l'esprit.

CHAPITRE 5

La médecine traditionnelle chinoise

Les principes de la médecine chinoise remontent à plus de cinq mille ans. Envoyés en Chine au XVIe siècle, les Jésuites découvrent la médecine chinoise mais c'est Soulié de Morant qui fait connaître cette science en France, avec le premier traité d'Acupuncture en français. On peut mettre en parallèle les théories d'Hippocrate concernant l'homme et la nature et la pensée chinoise, en particulier celle de Confucius qui interprétait les agressions externe, les épidémies, comme étant le résultat fâcheux des transgressions des lois de la nature. Dans la tradition chinoise, médecine et philosophie respectent leur union sacrée originelle. Lao Tseu traça une ligne de conduite de vie avec le « Tao Te King » qui regroupe les principes fondamentaux indispensables pour créer une véritable barrière de résistance à la maladie en accroissant l'énergie vitale, le Zhen Qi.

Le premier traité de médecine chinoise, le Nei Jing Su Wen ou « livre de l'Intérieur », débute par cette question posée par l'empereur Huang Di à son médecin : « On m'a rapporté que dans la haute antiquité on vivait centenaire sans que l'activité faiblisse. Les gens d'à présent sont déjà affaiblis à cinquante ans. Est-ce par suite d'un changement d'époque ou par la faute des hommes? ». C'est à cette question et à toutes celles concernant les « cent maladies » que le sublime « Nei Jing Su Wen » répond, en une formulation que l'intellect seul ne peut pas comprendre.

Les deux fondements de la médecine traditionnelle chinoise sont la prévention et préservation de la santé. A la naissance, le Qi apparaît, à la mort le Qi disparaît; dans l'intervalle, il est nécessaire d'entretenir cette flamme de vie, garante de la santé; de son bon fonctionnement dépend le « Zheng Qi » ou énergie protectrice des défenses immunitaires.

Deux mille ans avant William Harvey et la découverte de la circulation du sang (1578-1657), les chinois connurent la circulation sanguine, non pas grâce à la dissection des cadavres puisque ces pratiques ne les intéressaient pas, du fait que l'énergie avait quitté le corps, mais grâce aux divers supplices, très fréquemment infligés durant les guerres féodales. En observant les suppliciés écorchés vifs, ils purent établir deux types d'organes; les pleins (Fu) et les creux (Zang) qu'ils classèrent en premier et second ordre d'expression vitale. Ils établirent parallèlement les cinq éléments de rapport entre les organes et l'ordre des saisons. Le tout régenté par le principe de toute vie, l'équilibre des deux pôles du corps humain, le Yin et le Yang. Ainsi, l'homme incarnait-il le microcosme au sein de l'Univers macrocosme.

En médecine occidentale, toute attaque microbienne-bactérienne ou de parasitose est immédiatement traitée par des médicaments. Les premiers médecins chinois avaient remarqué lors des attaques épidémiques que certaines personnes n'étaient nullement touchées. Il leur parut capital d'étudier, de comprendre et de trouver les moyens de rendre inattaquables les défenses de l'organisme. La faiblesse de l'énergie de défense serait causée par un défaut d'adaptation entre l'homme et son environnement.

La médecine chinoise met au premier plan l'étude des causes des maladies plutôt que celle de leurs symptômes, tout autant que celle du rôle primordial des facteurs psychiques dans l'origine des maladies. Il n'y a pas de séparation entre le corps et l'esprit. Le souffle de vie « Shen Qi » anime les fonctions physiologiques du corps.

Chaque organe possède son entité psychique :
– le cœur est lié au Shen. (Le mot Shen peut se traduire par Esprit).
– les poumons sont liés au Po (vie physique)
– le foie est lié au Hun (vie psychique)
– la rate est liée au Yi (les idées)
– les reins sont liés au Zhi (la volonté)

Deux mille ans avant nous, les médecins chinois de l'antiquité avait su établir le rôle important du psychisme dans la cause de la maladie et son évolution.

Les organes contiennent certains aspects de la vie psychique et comme le psychisme est lié aux différents organes, il est normal que les émotions perturbent ces organes.

La médecine chinoise a établi une sorte de grille contrôle émotionnel, Ke, qui permet de définir quel organe se trouve concerné par la maladie présentée :
– Foie = relation colère
– Cœur = relation joie
– Rate = relation remémoration
– Poumon = relation inquiétude
– Reins = relation peur

Le contrôle permettant l'équilibre s'établit ainsi : la Terre contrôle l'Eau. L'Eau contrôle le Feu. Le Feu contrôle le Métal. Le Métal contrôle le Bois.

Voici un résumé qui permettra d'avoir une vue d'ensemble des interactions entre les cinq éléments.

Tous les êtres vivants sont soumis à un cycle de cinq étapes : naissance, croissance, régression, décroissance, disparition. Dans certains cas un être vivant disparaît avant son terme, lorque son cycle normal est perturbé par diverses anomalies. L'homme peut être affecté par les agressions de la nature que l'on nomme les Qi pervers ou Xie Qi. Par opposition, l'homme se défend des agressions par la résistance de son corps, nommée l'énergie défensive, Zheng Qi. Il n'existe aucune agression de l'univers pouvant affecter le corps de l'homme si son Zheng Qi est suffisamment fort. L'état de l'énergie correcte Zheng Qi dépend de sa bonne circulation dans le corps humain comparée aux mouvements atmosphériques.

Le Ciel et la Terre maintiennent le corps en vie par l'air et les aliments, deux énergies extérieures. L'air et les aliments se transforment en éléments à l'intérieur du corps. L'homme vient au monde avec une énergie originelle qui pendant toute sa durée de vie s'associe à l'énergie de l'air et l'énergie des aliments pour permettre à son expression de vie de se réaliser dans ses trois aspects, défense, nutrition et reproduction.

Ces trois bases de la vie sont constamment entretenues par trois fonctions indispensables, faire circuler, éliminer, reconstruire, dont le Qi a la responsabilité. Wei Qi, l'énergie de défense de l'organisme correspond aux poumons donc à l'énergie de l'air au travers de la respiration. Jing Qi, l'énergie de la matière du corps correspond au foyer moyen, l'estomac (fonctions digestives), donc à l'énergie nourricière en fonction de l'alimentation. Jing Ye, l'énergie de reproduction correspond au sang, aux liquides organiques (ovule, sperme) donc à l'énergie héréditaire : d'une génération à l'autre, on hérite ou non d'une bonne énergie ancestrale nommée ainsi Yuan Qi.

Ces trois bases de vie sont constamment entretenues par le Shen Qi, l'énergie de l'esprit.

Il faut également considérer cinq mouvements concernant les mécanismes physiopathologiques : la qualité et la quantité de l'énergie défensive Zhen Qi dont dépendent les quatre autres mouvements; la constitution physique, les facteurs héréditaires permettant faiblesse ou résistance naturelle; la constitution psychologique (inné + acquis), action fondamentale sur la circulation des souffles donne l'équilibre mental et énergétique; le mode de vie, porteur de deux aspects très importants, l'alimentation et l'activité sexuelle.

La synthèse de ces « cinq mouvements » est laissée au libre arbitre de l'homme; à lui d'améliorer son système de défense par sa constitution physique et psychologique.

Le xxe siècle franchit une étape importante dans l'évolution de la médecine traditionnelle chinoise au travers de remous économiques et politiques. Depuis le début du siècle, l'enseignement de la médecine occidentale est largement dispensé, au détriment de la médecine traditionnelle qui fut censurée en 1929 pour être finalement interdite. Les médecins traditionnels outrepassèrent les sanctions et luttèrent pour la conservation de la science ancienne. Mao Tse-Toung la réhabilita en 1949, en l'unissant à la médecine occidentale. En 1955, un Institut de Médecine Traditionnelle voit le jour sous le couvert du Ministère de la Santé. En 1980, le Ministère de la Santé décrète à Pékin l'ouverture d'un développement de formation médicale qui comprend trois volets; une formation purement occidentale, une formation associée réunissant les deux médecines, et enfin, une formation purement traditionnelle.

La recherche en médecine traditionnelle chinoise s'applique particulièrement aux causes psychologiques. Alimentation, mode de vie et hérédité suivent ces causes tout en les accompagnant.

Une place importante est réservée à la prévention des maladies. Cette prévention regroupe un certain nombre de techniques d'origines taoïstes, de respiration, d'alimentation, de mouvements gymniques, d'exercices de concentration mentale, de visualisation de la circulation énergétique et de méditations.

C'est l'ensemble de ces techniques qui est regroupé sous l'appellation de « Qi Gong » ou « Travail de l'énergie ». Le Qi Gong est reconnu officiellement en Chine où il est enseigné dans diverses Universités. Ces techniques ancestrales, sous tous leurs aspects, font l'objet de nombreuses recherches scientifiques sans aucune opposition entre la science occidentale et la science traditionnelle chinoise; sans rechercher non plus à expliquer l'une par l'autre, ces études prouvent actuellement que l'union de ces deux valeurs constitue une richesse sans précédent.

CHAPITRE 6

Qi Gong et acupuncture

Les découvertes issues des travaux scientifiques exécutés en Chine ces dernières années, dont nous ne recevons hélas que peu de nouvelles en Occident, pourraient être amenées dans un proche avenir à porter l'acupuncture à la pointe de l'actualité de la médecine énergétique.

De plus en plus de patients souhaitent aujourd'hui, non seulement être reconnus pour ce qu'ils sont par les médecins, c'est à dire des êtres humains dans leur globalité et non des références pathologiques ou symptômatiques, mais aussi pouvoir choisir un acte thérapeutique différent du « gavage médicamenteux ».

Dans l'enseignement de la médecine traditionnelle chinoise des temps anciens, il fallait quinze années d'études avant de pouvoir prétendre manier l'art de l'aiguille ainsi que les disciplines attenantes. Je tiens à rappeler que l'acupuncture ne se limite pas uniquement à la manipulation des aiguilles.

Les moxas sont composés de gingembre ou de sel et plus fréquemment d'armoise chinoise. Ils sont utilisés sous forme de gros cigares ou de cônes ou encore utilisés en vrac dans des moxateurs. Les moxas peuvent remplir le rôle équivalent des aiguilles suivant l'état pathologique. Leur emploi se fait au moyen de la combustion. Le Qi n'est plus stimulé par l'induction d'une aiguille mais par la chaleur se dégageant du moxa présenté à un centimètre au dessus de la peau dans un mouvement de va et vient Cette technique peut être considérée comme étant un stade intermédiaire entre la pratique des aiguilles et celle du Qi Gong, mais le résultat reste le même. Les aiguilles dispersent ou tonifient selon la stimulation. Les Moxas tonifient et font circuler. Le Qi Gong propage ou tonifie en faisant circuler.

Aujourd'hui, en Chine, les sept années d'études médicales comportent le programme classique d'anatomie (physiologie, pathologie) allié à la pulsologie, c'est-à-dire l'étude des vingt-sept pouls chinois, à la psychothérapie, ainsi qu'à la phythothérapie. A la suite duquel le médecin pourra effectuer un diagnostic qui tiendra compte du vécu antérieur du patient, de son comportement physique et psychique et de son mode de vie actuel. Dans ce cycle d'études, une place importante est réservée à la prévention; elle concerne les principes de la diététique, l'hygiène de vie (sommeil, activités, repos), les disciplines d'entretien physique employant par exemple le Tai Ji Quan et le Qi Gong externe, les disciplines d'entretien psychique au moyen du Qi Gong interne constitué essenticllement de concentration et de méditation dans la direction du souffle) et enfin, les pratiques vitales au moyen des massages énergétiques.

La médecine chinoise traitant l'individu comme faisant partie intégrante de l'Univers, le médecin doit bien sûr posséder une connaissance parfaite de l'être humain, mais sa recherche scientifique doit également le conduire vers la biologie cellulaire et moléculaire et vers l'astronomie.

Que représentent sept années pour engranger des siècles? L'étudiant aspirant à la connaissance de la médecine traditionnelle chinoise doit savoir que son choix ne peut qu'être motivé par une forte vocation dont le but unique est de servir ses semblables. Il doit se garder d'être pressé et faire vœu d'humilité. Enfin, il doit comprendre qu'étudier la médecine chinoise implique de comprendre la vie sous tous ses aspects.

Les points d'acupuncture sont au nombre d'environ trois-cent-soixante répartis symétriquement sur les quatorze méridiens (douze Jing Luo + deux Qi Jing), auxquels on peut ajouter environ trois cent points hors méridiens, dont les effets thérapeutiques ne sont pas à négliger; ils peuvent s'associer aux autres ou agir séparément. La localisation des trois cent soixante points principaux est définie grâce aux repères anatomiques des trajets nerveux, sanguins, tendineux et musculaires.

Ainsi la maison humaine (corps) comprend environ mille points d'accès au grand générateur qu'est l'organisme. Ces portes (points) ouvrent sur la voie (méridien) qui par l'intermédiaire de la diffusion énergétique (Qi) conduit aux relais (autres points et autres méridiens) permettant ainsi d'équilibrer le comportement physiologique.

L'acupuncteur traditionnel pose son aiguille sur une des nombreuses portes d'entrée énergétique du corps, dans le « berceau du point » (les points d'acupuncture se trouvent toujours situés dans des creux); il y insère l'aiguille et effectue sa manipulation. A l'instant même de la pénétration dans la peau, le signal est lancé. Le relais se transmet par les voies de circulation (les méridiens) au moment de la manipulation.

L'énergie stimulée soit en tonification, soit en dispersion, soit en harmonisation, va accélérer ou ralentir son rythme, son apport énergétique de manière à rétablir le courant juste dans les connections du Yin et du Yang. Ceci a pu être mesuré electriquement en laboratoire. C'est la parfaite connaissance des zones-points et du trajet des méridiens, alliée à la sagesse du diagnostic qui permet d'établir le traitement par le choix des points. Mais la démarche acupuncturale ne se limite pas au seul emploi de l'aiguille, elle se poursuit également dans la conduite du souffle; là, elle devient Qi Gong.

« L'eau vive ne pourrit jamais » dit un proverbe chinois. Le souffle dirigé au travers des méridiens dans une circulation libre, dénoue les tensions et dissout les accumulations à l'origine des blocages.

Dès notre naissance et durant la première partie de notre jeunesse nos circuits énergétiques sont ouverts. Peu à peu, selon notre mode de vie (différents stress), ils se ferment, provoquant déséquilibres et maladies de toutes sortes.

Si la colonne vertébrale est le pilier interne du corps humain, deux voies d'énergie circulent le long des lignes médianes du corps, côté antérieur et postérieur du tronc et de la tête, le Ren Mai et le Du Mai. Bien avant que l'existence des méridiens soit établie dans le détail, les anciens maîtres taoïstes (dont je rappelle qu'ils étaient tous médecins et philosophes), connaissaient ces deux tracés énergétiques primordiaux : le Vaisseau de conception ou de fonction (Ren Mai), canal directeur qui s'ouvre au périnée, entre l'anus et les ovaires ou les testicules; son courant est ascendant, il franchit les organes génitaux, l'appareil digestif, le cœur et la gorge pour entrer dans le palais, et le Vaisseau gouverneur (Du Mai), qui s'ouvre au même endroit et au courant identique. Il franchit le coccyx à l'assaut de la colonne vertébrale jusqu'au sommet de la tête pour descendre jusqu'au palais.

Ces deux vaisseaux sont responsables de la distribution générale d'énergie dans le corps. Ils contrôlent les diverses connections entre les relais supérieurs et inférieurs d'où partent les autres canaux avant d'accomplir leurs fonctions.

On pourrait comparer Du Mai et Ren Mai à la centrale d'un générateur. Les vaisseaux gouverneur et conception, les deux « canaux merveilleux » (Qi Jing) reçoivent leur énergie du ciel et de la terre.

Les attributions accordées au vaisseau conception (Ren Mai) font de lui un canal Yin, féminin et froid. Ren signifie responsabilité ; c'est pourquoi tous les méridiens Yin sont réunis sous sa direction.

Les attributions accordées au vaisseau gouverneur (Du Mai) font de lui un canal Yang, masculin et chaud. Du signifie gouverner. Son rôle est de gouverner tous les méridiens Yang dont il est le réceptacle.

Il est à noter que chez un être humain à l'état d'embryon, seuls ces deux vaisseaux sont présents, les autres méridiens n'entrant en activité qu'à la naissance. Le fœtus reçoit son souffle de vie par le cordon ombilical relié à l'ombilic de sa mère. L'air s'infiltre dans son propre nombril, descend jusqu'au périnée pour se propulser jusqu'à la tête et redescendre à partir du palais, jusqu'au nombril. Le cycle est accompli, l'énergie vitale trouve son expression en circulant au travers de Ren Mai et de Du Mai.

C'est ce que les taoïstes nomment « La Petite Circulation céleste dans l'orbite microcosmique », phénomène lié au premier parcours cyclique qui s'effectue dans cette orbite corporelle.

Ce parcours énergétique ne peut être envisagé

consciemment que lorsque le passage se trouve libre. Il faudra donc auparavant procéder à l'ouverture du canal de fonction ainsi qu'à celle du canal Gouverneur et de tous les centres énergétiques qui en dépendent. Ceci constitue les techniques primordiales enseignées par le Qi Gong.

La traduction de l'idéogramme Tsi, représentant les méridiens Ren Mai et Du Mai, signifie « merveilleux ». Jacques-André Lavier les qualifia de « irrégulier ». Du Mai et Ren Mai ont pour fonction d'absorber les excès énergétiques et de les restituer en cas de manque. Cette fonction étant occasionnelle, l'emploi de l'adjectif « irrégulier » paraît mieux approprié. D'un autre côté, ces deux conduits énergétiques révèlent tant de moyens extraordinaires (sur différents plans) qu'ils méritent aussi ce qualificatif de « merveilleux », que la tradition à conservé.

Ces deux canaux énergétiques ont une importance considérable puisqu'ils sont les derniers barrages face aux énergies perverses (Xie Qi) avant que la maladie s'infiltre dans les organes ou les entrailles.

Du Mai et Ren Mai effectuent leur parcours en disposant des relais endocriniens. Ils ont ainsi une action énergétique tant au niveau physiologique que psychique.

Le Qi circulant dans le Du Mai, ce canal qui longe la colonne vertébrale, y est stocké comme l'eau dans la mer; son flux permanent se répand dans les douze méridiens principaux. C'est pourquoi, Du Mai est aussi nommé la mer du Yang. Le Ren Mai, lui, en relation avec l'aspect féminin est nommé la mer du Yin.

Ren Mai et Du Mai accompagnés des six autres canaux (Chong Mai, Dai Mai, Yang et Yin Qiao Mai, Yang et Yin Wei Mai), peuvent être considérés comme les gardiens de l'énergie vitale du corps. Ils sont toujours en situation de surveillance, de contrôle du drainage du flot énergétique.

L'acupuncture au moyen des aiguilles utilise le principe émetteur-récepteur. En pénétrant dans un point et en stimulant l'énergie en fonction de codes bien précis, l'aiguille va « appeler » le courant énergétique ou au contraire l'éloigner en le faisant circuler dans les méridiens correspondants. Mais l'énergie perdue, appauvrie, malade, ne retrouve pas toujours aussi facilement sa vitalité.

Le Qi Gong utilisé scientifiquement, est capable de débarrasser l'organisme des maladies en rétablissant l'équilibre énergétique.

Les vaisseaux Du Mai et Ren Mai sont utilisés plus fréquemment dans le traitement des maladies mentales ou d'ordre psychologiques mineurs, c'est-à-dire certaines maladies mentales et émotionnelles.

Le vaisseau Du Mai est en relation avec le cerveau, les organes sensoriels et aussi le Shen, la conscience.

Le dos est le lieu de résidence de multiples centres et relais énergétiques. C'est pourquoi au niveau des soins Qi Gong, il est une référence de première importance.

La pensée ancestrale chinoise, qu'il s'agisse du taoïsme, du confucianisme ou du bouddhisme considère le corps et l'esprit comme un principe unique. Aussi une place prépondérante est-elle accordée au comportement méditatif dans la concentration sur les voies de circulations à l'intérieur du corps (méridiens). Par l'action dynamique de l'esprit (Shen) l'homme peut avoir une influence sur sa propre circulation énergétique.

Toutefois, la direction du souffle par la conscience comporte certaines contre indications comme par exemple chez des malades de type Yin. En pratiquant la respiration méridienne, ces personnes bloquent le Yang à l'intérieur du corps. Il s'ensuit une aggravation notoire de la pathologie. D'où l'importance capitale du rôle que joue le thérapeute ou l'enseignant en Qi Gong. La pratique régulière des exercices internes doit être réellement maîtrisée. Certaines expériences scientifiques effectuées en Chine et en Russie, ont démontré que l'on peut diriger le Qi, l'énergie vitale, par la conscience, au moyen de la respiration. Il faut néanmoins respecter certains éléments de prudence en la matière. L'air doit toujours entrer et sortir naturellement, la pensée ne doit pas se concentrer à l'excès. Il suffit simplement de prendre conscience de la sensation du trajet de l'air. La pensée dirigée de façon intense provoque des blocages dangereux pour le non initié qui devra pendant longtemps, et pour sa propre protection, rester sous les directives d'un maître.

Concernant les maladies émotionnelles, la méthode calme des Nei Qi Gong (exercices internes) est vivement conseillée à titre préventif, avant que la dépression se manifeste (état existant mais non apparent).

Avant d'aborder les principes de la circulation méridienne dont Du Mai et Ren Mai sont les gouverneurs, je voudrais préciser quelques particularités concernant la compatibilité entre les différents types de pratique et les différents types d'individus. Les personnes dont le caractère est de type Yang, éprouvent beaucoup de difficultés à se détendre au cours des exercices Nei. Ils se trouvent obligés de bouger les bras, les jambes ou de se lever, rire, etc... Le Yin ne pouvant pas contrôler un Yang trop abondant, ces personnes ne parviennent pas à se détendre. S'ils persistent dans la pratique sans la direction avisée d'un relaxologue qui leur apprendra avant toute chose à se détendre, ils peuvent développer une maladie émotionnelle. En clair, une personne agitée faisant des efforts intenses pour obtenir un état de calme, contraint son énergie Yang à se bloquer à l'intérieur, d'où augmentation de l'excitation émotionnelle.

Quoi qu'il en soit et ce pour toutes les natures, il est nécessaire d'entretenir le mouvement énergétique interne dans les mouvements physiques ou psychiques des Qi Gong Nei et Wei.

Le Nei Qi Gong (exercices internes) entretient et nourrit le Yin, tandis que le Wei Qi Gong (expression corporelle) entretient et recharge le Yang. L'un ne va pas sans l'autre...

L'expression feu dans le cœur est constamment sollicitée par les informations extérieures, et l'intériorisation, l'oubli des éléments extérieurs et de l'environnement favorisent le repos du cœur et du Shen (l'esprit). La relaxation ferme la porte d'entrée aux stimulations émotives qui ne peuvent plus intervenir. L'agitation mentale disparaît progressivement, le cœur se détend et s'assouplit. Les mouvements rotatifs des mains, de la tête ou du buste deviennent alors l'expression énergétique du centre du corps. La roue tourne dans le bon sens et relie son mouvement à celui du Yin et du Yang. La santé peut donc se maintenir durablement.

Concentration et visualisation restent les deux clés pour la maîtrise du corps et de l'esprit.

Les anciens taoïstes créèrent des techniques de respiration et de concentration méditatives dans le but de purifier et redonner à l'homme sa dimension originelle, libre de tout obstacle. La pratique des exercices internes délivre la voie (Dao) du mental obstrué.

Selon le Dr Chang, à la fois Docteur en médecine

traditionnelle chinoise et en médecine occidentale, également Docteur en Droit, en Philosophie et en Théologie, éminent savant et chercheur en Qi Gong, « le corps humain est un système électrique. Il peut transporter une charge d'électricité dont la force varie selon la résistance des nerfs et des glandes à ce même courant. La charge courante d'électricité que le corps peut contrôler sera d'autant plus grande que le corps est plus fort physiquement. Le travail d'exercices respiratoires dans la circulation méridienne introduit dans le corps un niveau d'énergie très élevé et si le corps n'est pas assez fort pour la contrôler, les nerfs et les glandes risquent de « griller » par surcharge d'énergie; cet excès produit des dégâts irréversibles pour le corps ».

Tous les chercheurs, maîtres et savants s'accordent pour dire que l'on ne doit pas manipuler à la légère les exercices internes de Qi Gong, mais tous se rejoignent pour affirmer leurs pouvoirs thérapeutiques incontestés, même et surtout au niveau de graves pathologies.

Cependant les étapes ne peuvent être brûlées, il faut prendre son temps. La rencontre avec un centre énergétique s'établit progressivement durant plusieurs mois de pratique. Pendant cette longue période, un lent travail permettra à ce centre de s'ouvrir et d'accepter librement le passage de la recharge énergétique provoquée par le patient lui-même. Cette calme évolution se transmettra de centre en centre jusqu'à ce que le corps tout entier vibre au rythme universel dans l'expression de jeunesse et de santé parfaite.

« Mes paroles sont faciles à comprendre et faciles à accomplir.
Cependant aucun homme sous le ciel ne les connait ni ne les pratique.
Mes paroles ont des débuts anciens.
Mes actions sont disciplinées.

Parce que les hommes ne comprennent pas,
ils n'ont aucune connaissance de moi.
Ceux qui me connaissent sont peu nombreux.
Mes détracteurs sont honorés.
Donc le sage porte des vêtements grossiers
et garde le bijou dans son cœur.

Tao Te King LXX

CHAPITRE 7

L'orbite microcosmique

En prenant leur départ au même endroit dans le corps, les vaisseaux Du Mai Gouverneur et Ren Mai conception, forment un circuit énergétique particulier, appellé Orbite microcosmique.

Les centres vitaux rencontrés sur le parcours de ces deux canaux sont liés aux centres énergétiques. Ces centres, au nombre de sept, sont en correspondance avec les sept glandes principales. Ces sept centres sont repérés sur le corps par l'emplacement de sept points d'acupuncture utilisés couramment pour de multiples traitements. Toutes les stimulations physiologiques ou psychiques provoquées sur ces points-centres, produisent des répercussions de même ordre, qu'elles soient attendues ou non.

L'orbite microcosmique débute et se termine au nombril (Dan Tian inférieur). Shenjue est le nom attribué au huitième point situé sur la ligne médiane du tronc, en correspondance avec le vaisseau Conception. Le lieu de résidence de ce point se trouve dans l'ombilic et se nomme le Palais du Shen.

Contrairement au dicton exprimant l'inutilité de

« se regarder le nombril » ou encore de « se prendre pour le nombril du monde », la concentration sur ce point est, en matière de revitalisation, un des premiers pas vers l'ouverture du trajet énergétique conscient. Le nombril est le centre producteur et le relais transmetteur de l'énergie électrique diffusée dans les autres centres. La vie physique trouve son incarnation au point de départ du nombril.

On ne puncture pas Shenjue, on y dépose des cônes de moxas au gingembre ou au sel, en cas de manifestation brutale de vide (réanimation).

La zone interne du centre du ventre appelée Dan Tian inférieur englobe le Palais du Shen. L'énergie vitale du sang afflue à cet endroit et distribue au corps les éléments essentiels en passant par les organes. Pour comprendre ce travail et le ressentir, il faut une longue et persévérante pratique de la méditation taoïste.

Le Dan Tian est un des principaux centres du corps en ce qui concerne l'énergie physiologique ; c'est ici que se concentre et se dynamise le Qi, l'essence vitale génératrice du Jing Qi, la nourriture primordiale produite par le corps lui-même.

Bien avant que l'acupuncture ne soit établie, les sages taoïstes pratiquaient la circulation énergétique dans l'orbite microcosmique à partir des deux canaux Du Mai et Ren Mai.Au cours de ces méditations, ils découvrirent le système des méridiens et les points qui leur sont alloués. Gouverneur et Conception furent les révélateurs de ce que les chinois nommèrent les principes de longue vie conduisant à l'immortalité (!).

Je vous propose de suivre l'antique tradition au fil de la connaissance de l'orbite microcosmique.

La boucle énergétique constituant le parcours de Ren Mai et Du Mai rencontre sept portes d'accès aux mystères du corps et de l'esprit. Le Qi Gong livre les clés permettant l'ouverture de ces portes.

Deux cycles d'évolutions se créent dans l'orbite : le petit cycle céleste tronc et tête et le grand cycle céleste tronc-tête et membres.

L'intérêt de ce travail est dû à l'accroissement des énergies Yin et Yang dans les principaux centres rencontrés sur le parcours de Du Mai et Ren Mai. La pratique de « la circulation céleste » rassemble la puissance énergétique, qui est ensuite répartie en temps voulu et suivant les besoins hormonaux, véhiculée dans les deux canaux de vitalité, pour être distribuée harmonieusement partout dans le corps et principalement dans le lieu « demandeur ».

Le canal conception (Ren Mai)

Ren Mai s'étend du palais au périnée.

Avant toute chose, la conscience doit se porter au nombril pour y solliciter le Qi. Il faut de la patience et de la persévérance avant de percevoir réellement la manifestation du Qi. Cette manifestation se caractérise par une sensation de chaleur, de dilatation et de tressaillements vibratoires.

Cette porte principale étant ouverte, la conscience se place devant Guanyuan. Pour la femme, c'est le palais des ovaires; pour un homme, le palais du sperme. La conscience se place avec légèreté afin de ne pas produire de stimulis sexuels.

Ces deux premiers pas conduisent la conscience à la source de l'énergie physique : Huiyin. A cet endroit du corps, de multiples nerfs et vaisseaux sanguins se terminent (mi – chemin entre anus et vagin ou pénis). L'énergie s'échappe facilement par cet endroit. La perception énergétique produit ici des pulsions vibratoires et demande de ce fait une courte concentration.

En résumé, la première étape concernant l'ouverture du canal Conception se situe au travers des trois relais nommés Shenjue (ombilic), Guanyuan et Zhongji, Huiyin.

Le canal gouverneur : la révolution céleste

Du Mai siège au périnée, propulse son énergie vers le sacrum, tout le long de la colonne vertébrale, franchit le sommet du crâne et s'écoule en descendant entre les sourcils au point Yintang.

Le flux énergétique de Du Mai revêt un intérêt fondamental puisqu'il va « nourrir » le cerveau en y vivifiant l'oxygène et le sang. Prolongeant la route de Ren Mai, la conscience poursuit son trajet pour atteindre la porte du coccyx, entraînant ensuite avec elle le flux vital qui alimente tout au long de la colonne vertébrale le système nerveux central.

C'est à la pointe du coccyx (dans l'interne) que la puissante Kundalini (force sexuelle – expression de vie) se tient logée.

Le principe vital nourricier, mis en mouvement conscient à cet endroit, produit une sensation de tension chaude et abondante, des picotements de style électrique, l'impression très forte d'un courant cherchant à se libérer.

Lorsque le passage coccygien est franchi, la conscience se présente à la porte de Mingmen encore appelée la Porte de Vie. Situé sur la colonne vertébrale face au nombril, Mingmen entretient le feu générateur du principe vital primordial. Ce feu s'est allumé à la naissance et au travers de ses flammes on peut voir la mémoire ancestrale. Dans Mingmen se trouve l'équilibre Yin Yang; sur un des plateaux de la balance sont disposés les apports génétiques ainsi que les apports karmiques, sur l'autre plateau reposent le présent et le futur de tout être.

Ainsi au long de notre vie, nous utilisons l'énergie de Mingmen en puisant dans ses réserves mais nous ne pourrons jamais augmenter cette énergie; c'est pourquoi nous devons l'employer au mieux et la préserver. D'elle dépend le prolongement de notre jeunesse ou la manifestation d'une vieillesse précoce ou mal vécue. Mingmen abrite encore le rein droit Yin, et le rein gauche Yang; de leur stabilité naît l'équilibre énergétique.

A cet endroit, la conscience doit laisser se déplacer librement la sensation du courant chaud, sans chercher à le guider ni vers le haut, ni vers le bas, sauf dans des cas exceptionnels.

Si l'énergie a trouvé son passage, elle monte et la conscience la suit jusqu'à Jizhong. Cette porte ouvre un relais avec le cerveau. C'est dans ce centre que s'établit le réflexe de survie.

Munie de cette puissance, elle poursuit sa montée jusqu'à la porte de Yuzhen (cervelet), qui est une résidence et non un point. La conscience parvenue en ce lieu se sent imprégnée d'une sensation de liberté, comme un souffle, comme si une facilité respiratoire était trouvée à la porte de la tête (il faut chercher – étudier – expérimenter ... et ressentir...).

La conscience doit conserver cette sensation de facilité et d'espace sous peine d'être envahie par des phénomènes agressifs incontrôlés. Ici, il faut encore plus de patience pour la conscience à la porte de l'espace et du temps. Seule la fluidité émotionnelle lui permettra l'intégration dans l'autre dimension... L'énergie enfin libérée de ces entraves, la conscience contemple Baihui situé au dessus du cerveau moyen. Ce lieu est aussi nommé le palais des Cent Réunions.

L'ouverture de cette porte est ressentie comme un écran à trois dimensions s'élargissant soudain et livrant à la perception toutes les faces, tous les aspects connus et inconnus de l'unité tri-dimensionnelle.

Peu à peu la conscience s'installe dans la contemplation d'un spectacle inouï : couleur, lumière, scintillements, éclats, s'offrent à elle, témoignant de l'accès énergétique. Attention, car c'est aussi de là que naissent les illusions produites par la puissance libérée du mental. Il ne faut pas y attarder sa conscience, mais poursuivre sa route, sous peine de voir se produire un état indésirable dû à une énergie surpuissante et difficilement contrôlable.

En parvenant devant Yintang, la conscience exercée a la faculté de « se voir elle même » et peut enfin accéder à la maîtrise du moi.

La porte du Yintang s'ouvre sur les glandes pituitaire et pinéale. C'est par ce contact que l'on peut vérifier la bonne circulation microcosmique.

Si une sensation de rétrécissement, de lourdeur, de tension cérébrale se présente, il ne faut pas insister, ne pas essayer de forcer le passage, mais attendre le moment propice pour poursuivre.

Si les sensations se bornent à des picotements ou à de légers tambourinements dans la tête, on peut franchir la résistance énergétique sans dommage. Parvenu à ce stade, les barrières s'élimineront rapidement pour laisser place à d'autres perceptions.

Lorsque les parois nasales donnent l'impression de s'élargir, de s'étendre, on peut intercepter des perceptions délicieusement parfumées, en descendant sa conscience vers le Palais Gouverneur pour rejoindre la langue. Les deux canaux Yin et Yang des parois nasales manifestent leur état de pureté en libérant ces parfums embaumeurs. Cela indique que le nettoyage parfait s'effectue tant au niveau du Biao (superficie) qu'au niveau du Li (interne-organes).

Cette sensation parfumée se manifeste également au niveau de la salive qui est plus abondante lorsque l'on place sa conscience à la pointe de la langue et que celle ci assure la connection par un « pont » énergétique entre Gouverneur et Conception, la langue pointée au niveau de l'arrière des incisives supérieures, contre le palais. Le relais-langue permet ainsi un circuit ininterrompu entre Du Mai et Ren Mai.

L'ouverture énergétique de la langue réclame savoir faire et temps... Les personnes qui atteignent ce stade voient incontestablement leur santé s'améliorer.

Les mouvements involontaires de la langue lors de la concentration ne sont ni à craindre ni à contrôler puisqu'ils témoignent du bon fonctionnement de la circulation énergétique.

Ainsi reliés, Du Mai et Ren Mai véhiculent la conscience au centre de la gorge (Xuanji), jusqu'au point nommé Tiantu. Lorsqu'il se produit, ce passage provoque certaines irritations provoque des expectorations épaisses de glaires fluides et colorées. Ces manifestations sont inévitables; elles font place nette pour libérer le passage de la circulation énergétique dans le larynx. C'est ainsi que se manifeste l'harmonisation des glandes thyroïdes et parathyroïdes.

La conscience continue son parcours et se tient ensuite à la porte du cœur, Shanzong. L'énergie flamboyante accumulée dans ce centre ne demande qu'une légère concentration et pénétration de la conscience. Si cela n'ést pas respecté, on ressent rapidement une sensible gêne respiratoire ainsi que des oppressions thoraxiques et des douleurs précordiales et cordiales. Dès l'ouverture de la porte, la chaleur se fait sentir, la conscience doit pénétrer dans le centre, faire osmose avec le cœur ou thymus avant de poursuivre sa route.

Un peu plus bas se situe Zhongwan. La conscience parvenue jusqu'ici a accompli sa mission. Le centre solaire ouvre sa porte à la régénération par la détente. Les sensations sont faites de douceur et de profondeur; le calme et la paix s'installent de façon durable. Ce rayonnement inonde la conscience. Organes, glandes et sens sont purifiés, lavés, rechargés.

A l'intérieur du plexus solaire, la conscience se trouve reliée à toute la vie physiologique et en imprègne la vitalité.

Le petit cycle céleste est accompli dans la circulation microcosmique.

La conscience retourne au point de vie originelle, Shenjue.

Le Qi en fin de parcours se concentre au Dan Tian dans son mouvement énergétique formé de trente-six spirales dans le sens de l'ouverture et de vingt-quatre spirales dans le sens de la fermeture. Ceci se situe au centre de l'espace compris entre le foyer inférieur et le foyer médian. Chez l'homme, le mouvement énergétique s'exprime toujours en premier vers l'ouverture et s'inverse chez la femme.

La révolution céleste dans l'orbite microcosmique

Il me reste à définir brièvement l'aspect total du grand cycle énergétique.

Il faut savoir que pour les occidentaux peu habitués aux pratiques internes, l'ouverture des voies vitales doit être abordée progressivement puis poursuivie dans le temps. Il faut parfois plusieurs années pour libérer et purifier méridiens et centres. Quoi qu'il en soit, d'appréciables résultats en matière de santé peuvent être obtenus rapidement s'ils sont bien dirigés, compris, suivis et pratiqués régulièrement.

La grande circulation s'étend aux membres. Après l'accomplissement du petit cycle, l'énergie se sépare depuis le périnée et s'engage dans chaque jambe; la conscience rencontre la porte des genoux (postérieur) Weizhong, puis en descendant jusqu'à la plante des pieds, elle atteint Yongquan, appellée « la source jaillissante » parce que, telle une poussée volcanique, l'énergie de la terre pénètre en jaillissant dans cet endroit du corps. Ce point, premier point du méridien des reins, est en relation directe avec le Dan Tian inférieur.

Du point de départ Yongquan, la conscience remonte au centre des jambes, du périnée, du coccyx, pour diriger l'énergie vers Mingmen et poursuivre son élan jusqu'au centre des omoplates.

Les sensations de chaleur et de circulation sont toujours bien présentes. De la porte des omoplates, la conscience se sépare et coule avec l'énergie qui se répartit dans les épaules, les bras et les mains jusqu'au centre de la paume au point Laogong.

C'est au majeur que revient la charge de faire monter la conscience énergétique jusqu'à son extrémité, le long du dos de la main, de la face antérieure du bras,du côté extérieur de l'épaule pour ensuite rejoindre la colonne vertébrale et s'unir une nouvelle fois à la circulation de Du Mai. Le fluide est envoyé de lui même à la porte de la tête, puis conduit dans la langue ou il fusionne avec Ren Mai pour revenir au Dan Tian.

Le grand cycle céleste prend sa base dans les deux canaux Du mai et Ren Mai pour s'étendre aux canaux des membres inférieurs et supérieurs.

La grande révolution céleste se poursuit ainsi dans la planète humaine.

Le traitement des causes en médecine traditionnelle chinoise repose sur la loi des cinq éléments et des cycles Ke et Sheng. Il faut tonifier la mère en cas de vide et disperser le fils en cas de plénitude.

Lorsqu'un organe est vide, il faut tonifier sa mère; s'il est au contraire en plénitude, il faut disperser son fils. Par exemple, si le poumon est excessif, on doit ralentir le fils qui est le rein. S'il est au contraire en vide, il faut tonifier sa mère qui est la rate, le pancréas.

Tonifier, c'est suivre l'énergie pour la renforcer. Disperser, c'est aller à la rencontre de l'énergie pour la dissiper. Selon la théorie des points antiques Wu Shu Xue, il existe cinquante points d'organes. En effet, les cinq organes foie, cœur, rate, poumon et rein.possèdent chacun cinq points antiques (Jing, Yong, Shu, King, He), soit vingt-cinq points. Les méridiens d'organes étant bilatéraux, cela nous donne cinquante points d'organes.

Tous les points Jing sont situés à proximité des ongles; c'est la racine des méridiens.

Tous les points He sont situés au-dessous des genoux ou au-dessus des coudes.

Les points Jing correspondent au bois, (donc au printemps et au foie).

Les Points Yong correspondent au feu (donc à l'été et au cœur).

Les points Shu sont les points de confluence de l'énergie du méridien. Ils correspondent à la terre donc à la fin de l'été et à la rate.

Les points King sont les points de passage de l'énergie, ils correspondent au métal donc à l'automne et au poumon.

Les points He sont les points ou l'énergie défensive permettant au corps de résister aux influences extérieures, pénètre dans le méridien. Ils correspondent à l'eau donc à l'hiver et au rein.

Les entrailles possèdent bien entendu leurs points antiques qui se répartissent suivant les saisons.

Les anciens médecins comparaient la circulation des méridiens aux cours d'eau naturels et affirmaient que la circulation de l'énergie dans les méridiens est comparable au mouvement de l'eau. Les cours d'eau, étroits et peu profonds à leur point de départ, vont en s'élargissant et deviennent plus profonds au fur et à mesure de leur progression. Pareillement, la profondeur des méridiens varie le long de leur trajet et leurs différents points ont de ce fait des propriétés bien spécifiques.

Jing signifie puits; ce sont les points d'où émerge l'énergie.

Yong signifie source; c'est le premier endroit par lequel passe l'énergie et le débit est encore léger.

Shu signifie déverser; l'énergie se déverse dans ces points comme l'eau qui devient plus dense.

King signifie traverser; l'énergie s'écoule avec rapidité et vivacité dans ces points là.

He signifie rassembler; ce sont les points où l'énergie des méridiens converge et descend avec force et en profondeur. Ils sont comparables aux rivières et aux fleuves qui se réunissent pour se jeter dans l'océan.

Les cinq points Shu sont les endroits où l'énergie des douze méridiens entre et sort.

Dans la classification des points d'acupuncture, on distingue les points des méridiens, les points hors méridiens, les points Ashi, les cinq points Shu (points antiques), les points Yuan (source), les points Luo (connection) les points Xi (fissures), les points Shu du dos (assentiment), les points Mu (héraut) et les points Hui (réunion). Ce sont ces trois derniers groupes de points, Shu, Mu et Hui, qui sont utilisés dans le Qi Gong.

Les points Shu (assentiments) sont situés sur la branche interne du méridien vessie (Zu Tai Yang). C'est le lieu de rendez-vous du Qi de chaque organe (dos). Les points Mu (héraut) sont situés sur le thorax et l'abdomen. C'est également le lieu de rendez vous du Qi de chaque organe (face). Les ponts Hui (réunion), qui comportent trois subdivisions :

Les huit Hui (huit réunions) comprennent huit points dirigeant chacun une fonction vitale : les organes (Zang), les viscères (Fu), le Qi, le Xué, les tendons, les vaisseaux, les os, et les mœlles.

Les huit Jiao hui (huit croisements réunion) comprennent les points clés ou portes d'entrée, d'ouverture des huit méridiens extraordinaires.

Les points réunion qui se situent sur l'extrémité céphalique et le tronc. Leur action dépasse le méridien sur lequel ils se trouvent, car elle englobe l'action complémentaire d'un ou de plusieurs autres méridiens.

En Qi Gong, on utilise particulièrement les points situés sur Ren Mai et Du Mai.

Prenons l'exemple de l'asthme. L'asthme est une maladie récidivante. A la longue, les crises consument le Yin des poumons et affaiblissent la rate et le rein. La cause principale de l'asthme est la stagnation de Tan Yin (glaires). Une diététique appropriée est importante chez les asthmatiques, car une alimentation trop salée, trop grasse ou trop nourrissante (crevettes, fruits de mer, poissons en excès etc...) provoque la stagnation du Tan Yin. Le stress peut également nouer le Tan Yin et provoquer l'obstruction des voies énergétiques du méridien poumon. Le mouvement de montée et de descente du Qi est alors entravé, la toux et des difficultés respiratoires apparaissent. Lorsque l'asthme est devenu chronique, il entraîne une déficience du rein qui ne peut plus conserver l'énergie. A ce stade, l'aggravation est manifeste.

La médecine chinoise ne se limite pas à l'acupuncture, mais utilise également une importante pharmacopée. Les remèdes suivent les mêmes règles que l'cupuncture, les moxas, les massages et le Qi Gong. Ils sont déterminés et dispensés cas par cas, en fonction du système énergétique lié aux circonstances pathologiques, à la constitution individuelle et à l'âge de chaque patient. La prescription médicamenteuse est évaluée en respectant les rythmes biologiques. Ciel, Terre, Homme, sont ici comme dans tout, la base.

Là encore, le but du traitement est de tonifier ou disperser la cause (relation mère-fils ou contrôle Sheng ou Ke) et non de s'attacher au traitement des symptômes.

Dans le cas particulier d'accumulation d'humidité dans la partie supérieure du corps (Tan Yin) on utilise des drogues amères et tièdes pour assécher. Le piquant disperse et fait circuler, l'amer harmonise les effets dispersants de la saveur piquante. L'abus de chaleur est tempéré par le salé-froid auquel on adjoint le doux et l'amer. La saveur salée est liée au mouvement de l'eau et inhibe la chaleur du mouvement du Feu. La nature froide réduit la chaleur tandis qu'amer et doux harmonisent les ramollissements humides produits par la saveur salée et que l'amer durcit. Le doux a dans ce cas une action tonificatrice. Ainsi le feu excessif, ennemi du Qi, se ralentit.

La plupart des remèdes facilitant la circulation de l'énergie et débloquant la stagnation, sont de nature tiède et de saveur piquante. D'autres associations seront faites suivant les manifestations adjacentes (amer, etc...)

Je m'en tiendrai là en ce qui concerne cette parenthèse sur la pharmacopée chinoise.

L'étude des maladies du poumon selon la médecine traditionnelle chinoise démontre bien la différence qui existe entre cette science ancestrale et la médecine moderne.

Le terme poumon, en médecine traditionnelle chinoise, comprend un certain nombre de concordances qui ne s'adaptent pas aux concepts de la médecine occidentale.

Le poumon gère les échange entre macrocosme et microcosme. Il est relié au cœur, le centre, effectuant ainsi son relais entre le Ciel (souffle de vie) et la Terre (construction du corps de matière). La respiration est un échange permanent entre le Yin et le Yang. C'est à partir du souffle inspiré que le Qi se partage en une multiplicité de Qi nécessaires à la vie du corps.

Le souffle, le Qi, ne doit pas être confondu avec l'oxygène. C'est grâce au Qi que les échanges gazeux s'accomplissent. Le Qi est sous la dépendance du Fei (poumon). Le sang et l'énergie circulent sans cesse dans les méridiens.

Le Qi Gong ne doit pas être considéré comme un simple complément aux différentes méthodes thérapeutiques mais comme un traitement à part entière, n'entravant en rien d'autres applications médicales. « Un médecin ignorant tout des corrélations est comme quelqu'un qui traverse une rue la nuit sans lanterne » dit-on en Chine.

La respiration Qi Gong dépasse la compréhension physiologique habituelle. Il s'agit bien ici d'aller dans le sens de l'énergie, à sa rencontre, de libérer le Qi, d'en faciliter la production et de favoriser sa distribution, c'est-à-dire de permettre une harmonieuse répartition de la nourriture cellulaire.

Bien des exercices de Wei Qi Gong tels que « porter le ciel avec les mains » ou « repousser les pressions » sont recommandés dans les troubles bronchiques, d'asthme ou d'emphysème. Tout en tonifiant le fonctionnement des organes abdominaux (rate, estomac, reins), ils améliorent la distribution du Qi et du Xue dans les tissus et facilitent la respiration.

Dans l'exercice « le cavalier étend son poing », le Gong réclame une expression respiratoire inhabituelle parce que violente, mais cette expression peut se montrer bénéfique dans le cas de l'asthme.

Il existe toute une variété de figures se rattachant à la thérapeutique par le mouvement dans le traitement des affections pulmonaires. Je me contenterai de développer ici, l'exercice thérapeutique de « La Grue », qui est le plus important et le plus indiqué dans le cas de l'asthme.

Cet exercice traditionnel de santé fortifie les poumons en favorisant le passage de la pulsion énergétique du Qi, et permet de préserver le flux du souffle de la dégénérescence.

Les personnes souffrant d'asthme doivent s'habituer à respirer essentiellement par le nez (méthode Chui Xi) car ainsi l'air est préalablement réchauffé à la température du corps avant de pénétrer dans les poumons. Le temps d'inspiration doit être égal à celui d'expiration; si l'inspiration est plus longue que l'expiration, l'organisme a davantage de temps pour provoquer des sensations d'étouffement ou d'oppression thoracique.

La particularité du mouvement de la Grue est de mettre en mouvement le Qi du Ciel (air inspiré) et de l'harmoniser au Qi de la Terre en rapport avec le Qi des organes internes *.

* Voir chapitre 17 le développement de l'asthme et sa thérapeutique.

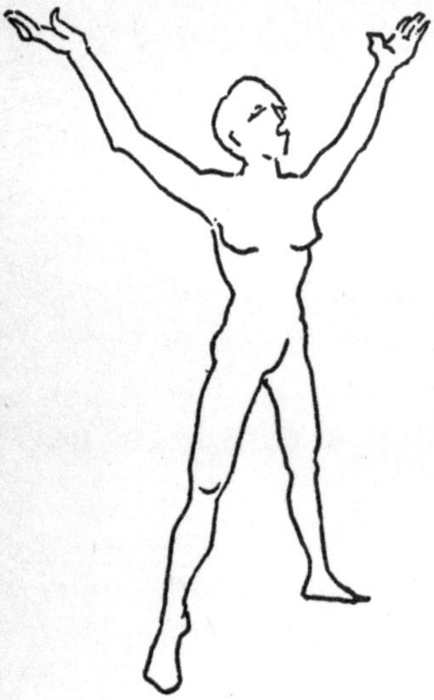

Porter le Ciel avec les Mains

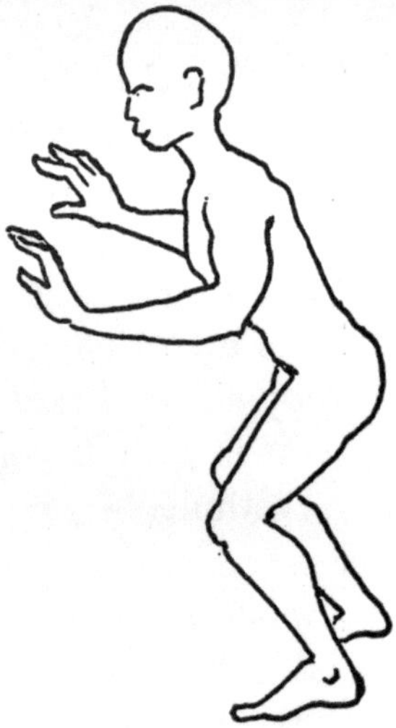

Repousser les Pressions

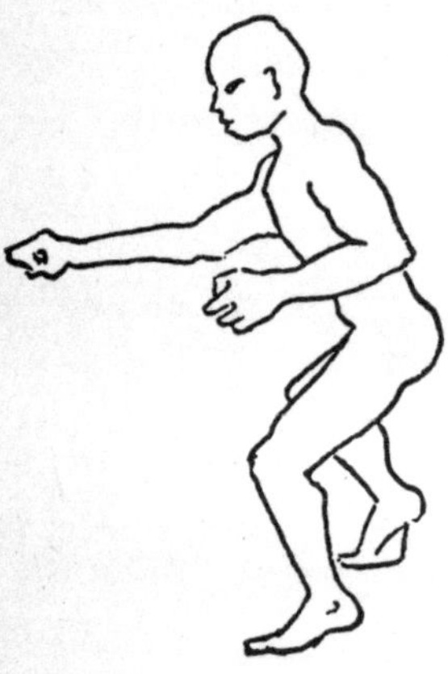

Le Cavalier étend son Poing

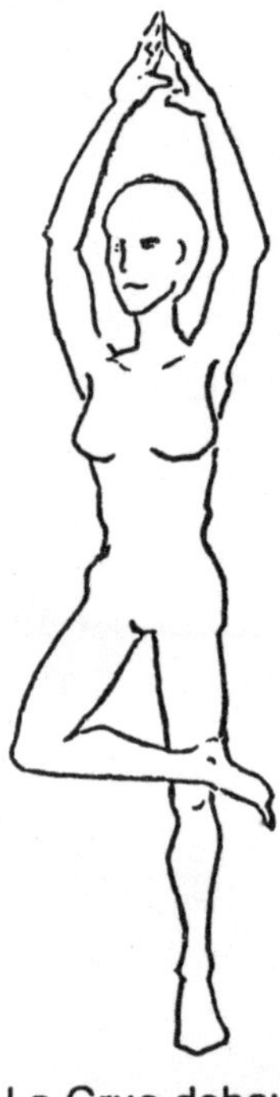

La Grue debout

CHAPITRE 8

Psychothérapie et médecine traditionnelle

La pensée médicale orientale étudie l'homme dans sa psyché : comportement physico-physiologique, pensées, sentiments, émotions; tout autant que dans son soma, organes et fonctions du corps.

La psychothérapie en médecine traditionnelle chinoise représente les différents traitements effectués sur le psychisme, tenant compte des rapports entre les chocs émotionnels et le fonctionnement des organes.

On sait qu'une émotion vive peut affecter un organe et que les organes jouent un rôle dans l'apparition des états émotionnels.

Le médecin doit se servir des cycles de contrôle, relation organe-émotion, et provoquer un changement d'état permettant à l'énergie psychique de se renouveler en vue de stabiliser le patient. La psychothérapie en médecine traditionnelle chinoise touche le plan émotionnel pour traiter les affections des organes concernés.

L'esprit contient la mémoire cellulaire ancestrale, qui prédispose souvent l'individu à entretenir telle ou telle certitude sur sa santé. Mais cette mémoire comprend également la représentation globale de l'Univers avec toutes ses formes de vie, des plus immenses aux plus petites. C'est dans le cerveau que le corps de l'homme s'unit à l'Univers au moyen de l'impulsion émotionnelle provoquant la stimulation positive ou négative du système immunitaire.

La psychothérapie traditionnelle chinoise aide le patient à faire ses choix rapidement, à s'adapter, conditions indispensables pour une bonne organisation mentale et un renforcement des défenses affaiblies par un état émotionnel déstabilisé.

La psychothérapie consiste en un travail de réorganisation mentale, dans les cas, par exemple, de conflits intérieurs ou avec des tiers, de deuil mal vécu, de changements professionnels ou familiaux non-acceptés, de chocs conflictuels etc... Le symptôme physique n'est qu'un guide conduisant à la source, à la cause de la maladie.

La psychothérapie traditionnelle chinoise agit également au niveau somatique.

Il existe deux formes de procédés en psychothérapie. Celle couramment évoquée et utilisée par le médecin et l'auto-traitement, qui requiert néanmoins l'enseignement et les directives préalables du praticien. Ici encore le Qi Gong remplit son rôle thérapeutique.

En étudiant le comportement de l'Homme, on se rend compte que sa stabilité dépend de l'équilibre de sa dualité, équilibre dont il possède la clé.

L'utilisation du Qi Gong est très important en cas de déséquilibre émotionnel ainsi que dans le cas de maladies mentales.

Les maladies émotionnelles peuvent se classer selon le type Yin ou le type Yang.

Le Yang, correspondant au mouvement, est stabilisé par le Qi Gong interne (Nei Qi Gong) tandis que le Yin, lié à l'immobilité, est « nourri » par le Qi Gong externe (Wai Qi Gong).

La psychothérapie par le Qi Gong est aussi une méthode préventive qu'il est bon d'employer dès les tous premiers symptômes : tristesse, inquiétude, anxiété, etc...

Il ne faut pas négliger l'inversion des processus : le Yang engendre le Yin. Le Yin engendre le Yang. Ainsi pratiqué, le Qi Gong interne permet de faire baisser la pression émotionnelle. Afin d'éviter par la suite un débordement opposé, il faut lui adjoindre la pratique du Qi Gong externe.

L'harmonie est ainsi répandue dans les deux courants énergétiques Yin et Yang.

Chapitre 9

Les cinq cycles saisonniers

Le vent

Le vent est une poussée, une pulsion, une force ascendante, qui soulève et permet le passage, l'intégration des semences. C'est un mouvement d'intensité variable et directionnelle. Le vent engendre toutes choses, mais il peut aussi détruire suivant sa puissance.

Le vent anime l'Univers et l'homme. Ainsi, les impulsions, les pressions émotionnelles telles les colères, l'instabilité, sont la manifestation d'une poussée excessive de vent psychique dans l'homme; de même que l'hypertension, les attaques cérébrales, la tétanie, les vertiges, etc relèvent du vent physique morbide qui se lève dans le corps.

L'homme est le jeu de deux forces différentes. L'une vient de l'esprit, l'autre du corps. L'équilibre doit exister entre les deux. La vie du corps et de l'esprit est naturellement indissociable. Tout être vivant est soumis au cycle des cinq étapes, hormis un destin contraire (mort survenant avant la fin du cycle).

L'homme peut être affecté par la nature au moyen de différentes agressions extérieures perverses comme les conditions climatiques, les microbes, les virus, les bactéries. Les agressions intérieures peuvent provenir de l'état émotionnel, de l'équilibre psychique. Toutes les causes sont également liées aux conditions de vie de l'individu, son alimentation, son hygiène, sa vie sexuelle. Le principe de bipolarité est toujours évident : les causes externes de maladie sont en rapport avec la nature (L'Univers) et les causes internes en rapport avec l'individualité (L'homme).

Par réaction, l'homme se défend des agressions par la résistance de son corps nommée « énergie droite » (Zheng Qi). L'importance d'une structure immunitaire solide est évidente, mais le mode de vie actuel tend à détruire une à une nos barrières de préservations.

Outre les attaques extérieures mentionnées (virus, bactéries, accidents), les pertes immunitaires peuvent également provenir de la malnutrition, de l'usage de drogues, de la perte des plaquettes sanguines par micro-hémorragies entraînant une surproduction de reconstitution desdites plaquettes, de troubles du genre de vie auxquels sont sujettes les personnes vivant davantage la nuit, l'obscurité et le confinement provoquant une diminution de l'immunité naturelle par manque de vitamine A, et bien sûr tous les facteurs émotionnels. En résumé, tout ce qui nuit à la bonne circulation de notre énergie droite qui doit s'effectuer dans notre corps selon une succession de cycles réguliers et ininterrompus. Si l'énergie circule sans contrainte, le corps jouit d'une bonne santé. « La Santé, a dit le Dr Edzoa, est un miracle permanent de l'énergie originelle opérante, qui se manifeste par l'équilibre parfait et extraordinaire dans les différentes structures cellulaires, pour l'expression éternelle de la Vie ».

Selon la médecine occidentale, l'être humain est doté d'une force qui lui permet de résister aux attaques des maladies et de les surmonter; cette force favorise l'adaptation de l'Homme à son environnement. La médecine traditionnelle chinoise définit cette force comme étant l'énergie essentielle à toute expression de vie.

Les médecins chinois attachent une importance de premier ordre au bon fonctionnement de cette énergie de vie et à son entretien au moyen d'un entraînement spécial nommé Qi Gong. Le Qi Gong permet de développer, de maintenir et de rétablir cette force vitale.

La chaleur

La chaleur en tant que climat est bénéfique. Elle conduit à maturité les substances en croissance. La chaleur est de nature échauffante, sa vertu est éclatante, son action impétueuse, son élaboration luxuriante, son office éclairant, son mandat est de tout monter en vapeur, mais son altération est flambante.

La chaleur monte et se disperse. Si pour une raison quelconque la chaleur climatique (Shu) engendre un état chaud (Re) dans le corps, il y a manifestation de fièvre accompagnée des symptômes habituels de chaleur : soif, sueur, accélération du pouls, soit un excès d'énergie Yang vers le haut.

La chaleur en attaque externe, donne des douleurs sourdes avec des sueurs spontanées. Si l'état de chaleur persiste, le feu se manifeste.

Le feu

La chaleur est un apport externe. Le feu est un élément interne.

Le corps humain est naturellement entretenu par un feu de vie nommé Mingmen Huo, dont la résidence se trouve dans le foyer inférieur. Le feu de Mingmen se manifeste au rein gauche tandis que l'eau se manifeste au rein droit (référence Yin – Yang). Ce feu vital ne peut pas s'augmenter. Il est acquis dès la naissance. L'Homme l'utilise tout au long de son existence et peut voir cette force « primaire » persister ou s'amoindrir selon les soins qu'il lui accorde. Le Mingmen Huo représente le feu physiologique (relation cœur/reins), le jeune feu ou la véritable énergie Yang.

Lorsque la chaleur causée par une agression externe persiste trop longtemps dans le corps, elle se transforme en feu ; il faut entendre ici feu pathologique Zhuang Huo, conséquence de l'évolution des maladies. Ce feu, qui consume l'énergie du corps, est toujours anormal et nuit au bon fonctionnement des organes. Ce feu est une maladie et engendre le poison (Du). Le pus, par exemple, est le produit de toxines qui résultent de la chaleur et du feu.

Si la chaleur est un principe essentiel à la vie, il faut savoir maintenir en soi le « climat idéal ».

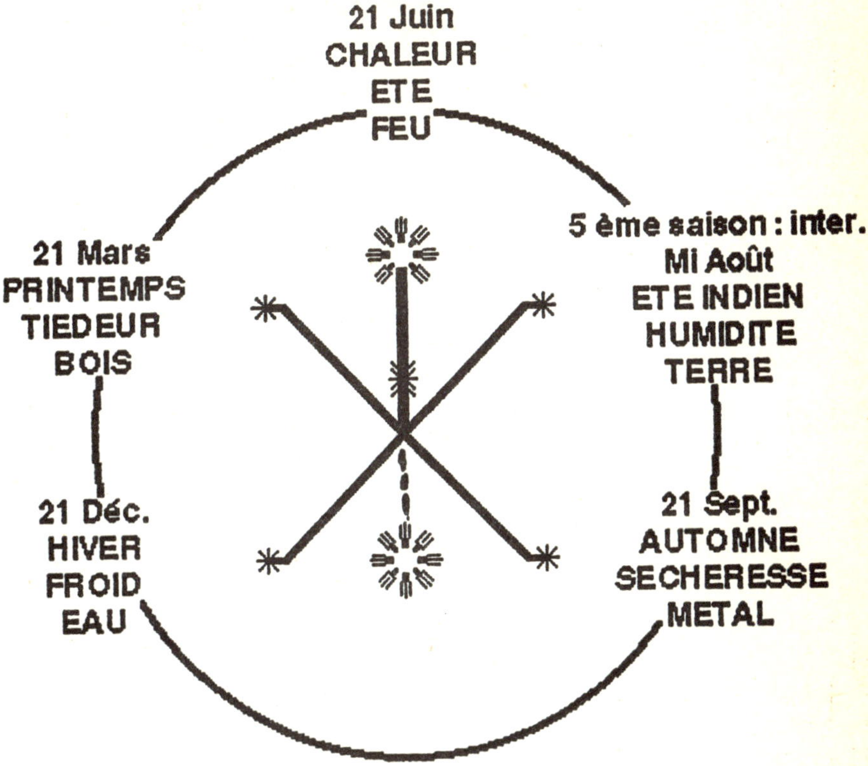

Dessin DD

LE MING MEN HUO

L'humidité

La Terre représente le mouvement équilibrant des éléments qu'elle contient en elle. Elle est un régulateur énergétique dont l'action thermique harmonise le feu et l'eau en dispersant ses ondes vibratoires humidifiantes.

La troisième saison, saison intermédiaire dite été

indien ou fin de l'été, relie le haut et le bas, formant le centre. Son Qi humide et doux provient de la Terre et participe à la construction de la chair.

« Des senteurs suaves montent et descendent dans l'espace. Les nuages se hâtent vers la demeure de la pluie » (Nei Jing Su Wen). C'est alors que le Qi céleste descend pour s'écouler sur la terre chaude qui, à son tour, élève son Qi dans les airs. A cette époque de l'année cette correspondance se traduit par un climat plutôt humide. Ce climat humide de l'intersaison est utile et bénéfique à l'accomplissement des divers autres cycles saisonniers.

Mais l'humidité (Shi) peut revêtir également un aspect pervers extérieur et intérieur.

L'humidité interne (Nei Shi), se développe dans le corps sous la pression atmosphérique d'émotions mal gérées ou par une mauvaise alimentation et un mode de vie trop sédentaire.

Nei Shi peut se transformer en Tan (glaires, flegme) et se propager dans le corps par l'intermédiaire de la rate. La rate est en relation avec la Terre et la troisième saison. Si elle est « obstruée », l'humidité interne se développe dans le corps.

L'humidité externe (Wei Shu), est un climat normal dans le corps, il représente les liquides éliminés par les urines et la sueur. Mais si le Yang s'accumule en excès et devient stagnant, Wei Shu, sous cette pression, se transforme en feu et devient perverse.

L'humidité est de nature Yin. En débordement, elle provoque un engourdissement et une lourdeur du corps. Dans son atteinte externe, elle donne envie de dormir trop souvent. Son agression provoque une petite fièvre avec un peu de sueur. Elle engendre des douleurs fixes, profondes et sourdes. Elle donne mal aux os et des gonflements sont associés aux douleurs. L'humidité provoque les maladies chroniques telles que les rhumatismes.

Le Qi ralentit, s'agglomère et stagne; il ne circule plus librement, l'humidité l'étouffe et l'écrase. Il provoque dans ce cas une douleur interne souvent supportable. L'agression climatique humide en excès peut se manifester longtemps après. Son caractère Yin, lent, ankylosant et collant se répand comme la brume et forme des blocages. L'humidité est une certaine combinaison d'eau et de feu.

L'importance de l'influence des saisons sur l'état de santé fait partie de la règle des cinq éléments. Les analogies qui permettent de comprendre les multiples interpénétrations du Qi sont nombreuses. A la fin de l'été, le Yang se rafraîchit, le soleil mâture la terre et réveille les six désirs. Cette phase charnière du cycle annuel (troisième saison) oscille entre le pouvoir émotionnel, sensoriel et le pouvoir de la sagesse et de l'intelligence.

« Le soleil illumine l'espace. La sagesse illumine l'esprit. » dit le Nei Jing Suween. Les émotions et les désirs doivent être canalisés dans un sens précis qui est celui de l'intelligence.

La sécheresse

En automne, nos yeux se tournent vers l'Ouest pour admirer le soleil couchant. En atteignant le centre de la Terre, avant de pénétrer dans l'eau, les feux solaires étincellent de l'éclat du métal : fils de la Terre et petit-fils du Soleil (cycle Ke). Pendant cette période, l'énergie de l'air, le Kong Qi, est en pleine expansion.

Dans la théorie des cinq éléments, si le vent a soufflé trop fort sur la chaleur de l'été, attisant le feu brûlant et consumant les vapeurs en formation, l'état de sécheresse se produit dans la quatrième saison. Les poumons se resserrent et laissent apparaître leur malaise au niveau de la peau : sinusite, nez bouché, croûtes et pelades. L'Homme est triste et des larmes difficiles lui empliront les yeux...

Le climat frais inhérent à l'automne est dépendant des saisons passées. Si chaque élément a su produire, conserver et transmettre son énergie au cycle suivant, les manifestations climatiques dans la nature et dans l'homme ne sauraient dévier de l'ordre naturel.

Les Xie Qi (perversités, agressions externes) sont des influences climatiques qui, à cause de la faiblesse de l'énergie défensive du corps (Wei Qi) ont pu provoquer un climat interne anormal. Le corps en état de déficience (avant la sollicitation saisonnière), autorise la formation d'un climat favorable au développement des virus et bactéries.

La sécheresse (Zao) irritante pour les poumons, provoque la toux et asséche la gorge. La correspondance poumon – gros intestin, sous l'effet de la sécheresse « accumule les pierres dans la terre » et provoque la constipation.

Zao est une perversité de nature Yang qui s'emploie à détruire le Yin; C'est en automne que le Yin doit se fortifier, s'établir, mais si Zao Xie (origine externe) ou Nei Zao (manifestation interne) sont plus fortes, les sources se tarissent et toutes les voies d'eau s'assèchent. De même, les liquides physiologiques (Jin Ye) du corps sont lésés.

L'esprit, le Shen, est fortement perturbé par ces conditions. Et l'Homme « s'engagera dans une voie sans issue, les yeux baissés, contemplant le sol avec inquiétude ».

Il faut cependant bien comprendre que pour se

construire, le Yin a besoin du Yang et vice versa. Ainsi ce quatrième cycle saisonnier ne peut être que bénéfique si le principe régulateur harmonise les échanges.

L'énergie jaillit au niveau des poumons pendant la pénétration de Kong Qi au moment de l'inspir. Lorsque le Qi traverse le poumon il devient Wei Qi, c'est-à-dire une énergie de défense ou de protection.

On situe l'origine du Qi dans le foyer moyen, son accumulation dans le foyer supérieur (poumon) et sa circulation à partir du poumon via les reins.

La force défensive (Wei Qi) gérant le système immunitaire, ne peut fonctionner qu'avec le concours du Yang. La base du Yang produisant la chaleur a ses attaches dans le foyer inférieur. Le Yang prend naissance au feu du Mingmen, qui monte dans le corps, distribuant une température idéale et constante. Le Qi lui, circule vers le bas entraînant le Wei Qi jusqu'aux reins.

L'immunité se recharge, en quelque sorte, avant d'être relancée vers le haut.

« C'est le Ciel qui par l'accomplissement des cinq cycles élémentaires met en œuvre la création » (Nei Jing Suwen).

Le calendrier des saisons énergétiques se forme et se transforme à l'intérieur de l'univers du corps humain. La tradition taoïste veut que le temps ait été connu avant l'espace. Le cinquième cycle saisonnier baigne dans l'élément eau. Lorsque le regard de l'Homme s'oriente au nord, ses yeux se fixent sur l'hiver. L'hiver dans le corps se rattache à l'organe rein qui possède deux équivalences, l'entrée Yang et la sortie Yin.

L'eau

La vie naît dans l'eau. L'eau est porteuse du message vital. En état Yang, l'eau véhicule sa mémoire; en état Yin, elle alimente la matière dans toutes ses expressions.

L'eau doit couler libre et fluide, sans entraves, car l'eau doit rester vive pour « nourrir la vie ». En médecine traditionnelle chinoise, l'eau est en analogie avec le sang et les liquides de l'organisme.

La défaillance de l'eau engendre l'humidité. Dans ce cas, le corps souffre de pesanteur, d'infiltrations, de plaies suintantes, de gonflements, de crises douloureuses dans les lombes, les cuisses, les genoux, les mollets et les pieds. L'eau peut s'accumuler et former des glaires qui bloquent la bonne circulation au niveau du foyer supérieur, créant bronchite et asthme.

Les trois liquides anormaux dans le corps sont l'humidité (Shi); l'humidité dans le sens de glaires (Tan); et les œdèmes (Tan Yin).

Les Jin Ye désignent l'ensemble des liquides du corps, organiques et nourriciers. Chacun des cinq sens contrôle un liquide Ye, liquide de sécrétion qui s'écoule hors du corps.

Les Jin concernent les liquides servant à lubrifier les organes internes qui ne s'expriment jamais hors du corps, tels les sécrétions sinoviales ou le liquide céphalo-rachidien. Ces liquides circulent entre la peau, les muscles, les tendons et les articulations. Tant que les liquides sont en quantité suffisante et circulent bien dans le corps, la résistance demeure.

Le principe eau physiologique est endommagé par les maladies Shui Yin engendrées par l'absorption de liquides (boissons) en excès, stagnant dans le corps à cause d'une mauvaise élimination par les reins.

Le Tan est un trouble du métabolisme des liquides

provoquant des humeurs à l'intérieur du corps (mauvaise alimentation).

Le Tan Yin est un état de plénitude d'eau situé au foyer moyen, qui peut remonter et gêner le poumon en provoquant des dérèglements respiratoires. Ceci est causé par le froid interne.

Xuan Yin est de l'eau suspendue dans les flancs (rétention œdématique des côtes).

Zhi Yin est un état d'accumulation d'eau dans le thorax (œdème thoracique).

Yi Yin se manifeste par l'œdème des quatre membres (absence d'urine et de sueur).

Les organes chargés du métabolisme de l'eau sont les poumons, les reins, la rate et les trois foyers (compris ici comme organe).

Les rétentions d'eau (urinaires ou œdèmes) sont une stagnation d'eau (maladie Shui Yin).

Le Tan trouve toujours son origine dans Shui Yin. Le syndrome des maladies Shui (eau) a principalement pour origine le Yang Xu des reins et du cœur.

Le froid

La saison d'hiver est sous le règne du froid. Le froid gèle l'eau et glace le sang. Dans ce cas, les douleurs sont vives, il y a des blocages dans les mœlles, les os et les méridiens.

L'eau, dans le corps humain, circule harmonieusement même par temps froid (climat externe ou interne) lorsqu'elle est réchauffée par le feu de Mingmen. Le foyer du feu ministre se situe dans les reins. Le rein Yang est en correspondance directe avec l'énergie de ce feu ; le rein Yin lui, est associé à la fonction d'élimination. Les personnes dont le Yang est en vide, emmagasinent un froid interne excessif et sont de ce fait très facilement agressées par le froid externe. Lorsque le froid externe pénètre en abondance dans le corps et s'y installe, il blesse le Yang en augmentant le froid interne.

Han est le climat principal de l'hiver. Il est de nature Yin et s'attaque aux fonctions Yang de l'organisme. Or, l'organe le plus sensible au froid est le rein.

Le froid interne est un Yang Xu. L'eau sans le contrôle du Yang s'écoule en abondance froide par les pores de la peau, provoque des selles liquides, des ballonnements, des œdèmes et un pouls lent.

Le froid externe pénètre la première couche (entrée du corps) dans la division du Tai yang (eau froide), ce qui provoque un blocage du Biao, une température élevée, un pouls rapide (Fu) et serré(Jin) sans transpiration. Dans ce cas, un traitement par sudation est tout indiqué. Le froid obstrue, congèle et bloque. En entrant dans les méridiens, il forme un barrage, s'opposant à la libre circulation du Qi et du Xue. Le froid est l'ennemi de l'énergie Yang dont il ralentit le fluide. Le froid blesse le sang et bloque l'énergie défensive. Le système immunitaire s'affaiblit alors.

La maladie externe, c'est l'agression, le conflit entre l'ennemi et le pays.

La maladie interne est comme une guerre civile à l'intérieur d'un pays.

Si Zheng Qi (force vitale équilibrée) est très faible, la perversité n'a même pas besoin de lutter et s'installe en pays conquis.

La faiblesse interne attire la perversité externe.

Mais l'hiver, c'est aussi le temps de repos nécessaire à la recharge des énergies.

L'hiver, c'est encore la sagesse, la conservation de l'acquis.

L'hiver, c'est l'aboutissement, la fin qui génère le renouveau.

Tableau des correspondances

	5 CYCLES UNIVERSELS				
Points cardinaux	EST	SUD	CENTRE	OUEST	NORD
Saisons	PRINTEMPS	ÉTÉ	ÉTÉ INDIEN INTERSAISON	AUTOMNE	HIVER
Heures	AUBE	MATINÉE	MIDI	SOIRÉE	NUIT
Planètes	JUPITER	MARS	SATURNE	VÉNUS	MERCURE
Éléments	BOIS	FEU	TERRE	MÉTAL	EAU
Climats	VENTS	CHALEUR	HUMIDITÉ	SÉCHERESSE	FROID
Démonstrations	NAISSANCE	CROISSANCE	MATURATION RÉGRESSION	RÉTRACTION DÉCROISSANCE	RETRAITE DISPARITION
Notes de musique Sons	JIAO SU	ZHI HA	GONG HO	SHANG SHI	YU SHUI
Couleurs	VERT-BLEU	ROUGE	JAUNE	BLANC	NOIR
Odeurs	RANCE	ROUSSI	PARFUMÉ	FAISANDÉ	PUTRIDE
Saveurs	ACIDE	AMER	DOUX-SUCRE	PIQUANT-ACRE	SALE

Tableau des correspondances

5 CYCLES UNIVERSELS					
Organes. ZANG	Foie	Cœur	Rate. Pancéas	Poumons	Reins
Viscères. FU	Vésicule biliaire	Intestin grêle	Estomac	Gros intestin	Vessie
Sens. GUAN	Vision	Langue	Goût	Olfaction	Audition
Orifices	Œil	Oreille	Bouche	Nez	2 Orifices périnéaux
Matières corps	Fonctions motrices Tendrons	Pouls. Vaisseaux	Chair. Muscles	Peau. Poils	Os et mœlle
Armes végétatives	HUN Vie psychique	SHEN Vie profonde	YI Idées	PO Vie physique	ZHI Volonté
Sécrétions	Larmes	Sueur	Salive (I) Expression matière	Morve	Salive (II) Expression énergétique
Émotions	Colère	Joie	Réflexion Remémoration	Tristesse Inquiétude	Peur

CHAPITRE 10

Les cinq éléments et les cycles

Chaque système méridien est une organisation complexe, servant de liaison aux relations énergétiques entre l'externe et l'interne. Ces relations s'accomplissent selon le cycle des cinq éléments.

La théorie des cinq éléments se rattache directement aux cinq organes majeurs. Il s'agit du parcours interrelationnel du système vital physiologique.

La loi des cinq éléments gouverne l'évolution dynamique dans le corps de l'homme, tout comme dans le rythme universel. C'est le déplacement énergétique des cinq mouvements, manifesté à partir du cycle alternatif Yin-Yang.

Tous les éléménts s'engendrent mutuellement. Le cycle d'engendrement est le suivant.

Le bois prend sa forme à partir des racines enfouies dans la terre; sa tige s'élance vers l'extérieur. Le feu, volatile, se diffuse dans l'atmosphère en montant vers le ciel. La terre, mère nourricière, entretient tous les autres éléments car elle les contient en elle : les végétaux (bois), les volcans (feu), les mines (métal) et les sources (eau).

Le métal est intériorisé au centre de la terre. L'eau, génératrice de toute vie, concentre ses énergies dans les profondeurs pour les libérer dans l'espace. Elle représente l'entrée et la sortie, exprimant sans cesse ce mouvement de va et vient. Il faut du bois pour faire du feu. Le feu laisse des cendres qui se mêlent à la terre. La terre produit le métal en l'extirpant de ses entrailles. Le métal forme des gaz qui s'élèvent en vapeur, produisant les nuages dont l'eau retombera au sol sous forme de pluie. L'eau engendre les végétaux en les nourrissant, fournissant l'oxygène indispensable à la vie animale.

Le cycle de contrôle, de tempérance, lui, s'ordonne de la manière suivante. Le bois tempère la terre en répandant sa végétation. La terre tempère l'eau en l'absorbant. L'eau tempère le feu en l'éteignant. Le feu tempère le métal en le fondant. Le métal tempère le bois en le tranchant. Par exemple, si le bois est trop puissant, il envahira la terre immodérément, l'excès de végétation opprimera la terre et annihilera sa fonction génératrice.

Ainsi ce cycle, permet une régulation énergétique mutuelle entre les cinq mouvements. L'harmonie doit régner pour l'équilibre parfait du Yin et du Yang.

Les cinq éléments permettent d'expliquer les interrelations entre toute chose, dans la nature et dans l'homme.

De plus, chaque élément correspond à un organe. Au bois, correspond le foie, au feu le cœur, à la terre la rate, au métal les poumons et à l'eau les reins.

LES 5 ELEMENTS WHUXING

2 ASPECTS

TOUS LES ELEMENTS S'ENGENDRENT MUTUELLEMENT
POUR QU'IL Y AIT UN EQUILIBRE
IL FAUT UN CONTROLE

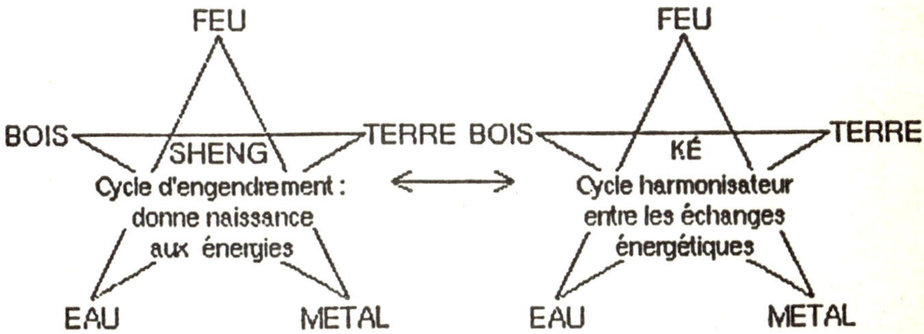

Le cycle circadien

La marée énergétique s'établit au travers du cycle circadien : au cours des 24 heures, chacun des 12 méridiens reçoit une poussée d'énergie. Il faut tenir compte des organes couplés, Zang – Fu, Yin – Yang.

Pendant vingt-quatre heures, en partant d'un méridien, par exemple celui du poumon, l'énergie poursuit un cycle complet en passant vingt-cinq fois dans le Yin et vingt-cinq fois dans le Yang, soit, alternativement de deux méridiens Yin et deux méridiens Yang, établissant un cycle régulier de cinquante tours par jour concernant la circulation énergétique de chaque méridien.

L'énergie circule ainsi de méridien en méridien

réalisant un circuit sans fin au travers de toutes les parties du corps.

De la libre circulation naît la bonne santé. D'une circulation entravée ou bloquée naît la mauvaise santé. La maladie est la conséquence logique d'une longue phase de perturbations énergétiques. L'attention au mouvement des énergies dans le corps permet de contrôler le bon ordre circulatoire ou de déceler un « décalage ». Nous pouvons ainsi établir un bilan énergétique conduisant à une action préventive ou thérapeutique.

Selon ce cycle, on peut considérer le phénomène de la marée énergétique évoluant comme suit :

Poumon : de 3 h à 5 h – Gros intestin : de 5 h à 7 h – Estomac : de 7 h à 9 h – Rate : de 9 h à 11 h – Cœur : de 11 h à 13 h – Intestin Grêle : de 13 h à 15 h – vessie : de 15 h à 17 h – Reins : de 17 h à 19 h – Péricarde : de 19 h à 21 h – Trois Foyers : de 21 h à 23 h – Vésicule Biliaire : de 23 h à 1 h – Foie : de 1 h à 3 h.

Les douze méridiens principaux ou Jing Mai, sont des vaisseaux longitudinaux qui suivent les axes du tronc et des membres. Leur circulation énergétique se situe entre les muscles et les os.

Les médecins de Ming (dynastie Ming, 1443) firent couler trois statuettes de bronze permettant de situer visuellement les trajets énergétiques des différents méridiens ainsi que leurs points d'entrée (points d'acupuncture). Ces représentations contribuèrent considérablement au développement de l'acupuncture et de la moxibution.

Les douze méridiens principaux forment un circuit énergétique ininterrompu. Chaque méridien recevant son Qi du méridien précédant et le transmettant au suivant. Le méridien recevant lui même son énergie d'un organe.

Les organes sont eux-mêmes soumis à la classification dépendant du Yin et du Yang. Ainsi les organes (Zang) sont considérés comme « nobles » et « creux », ils n'ont pas de fonction de remplissage. Ils sont Yang; l'énergie domine en eux. Tandis que les viscères (Fu) sont considérés comme « ateliers » et « pleins » et possèdent une fonction de remplissage et d'évacuation. Les Fu sont Yin, le sang en eux domine.

Les cinq Zang sont le foie, le cœur, la rate, le poumon et le rein. Les six Fu sont la vésicule biliaire, le péricarde, l'intestin grêle, l'estomac, le gros intestin et la vessie. Ils sont la source des méridiens. Les méridiens connectent les organes avec la superficie du corps et connectent le corps dans son ensemble avec le monde extérieur.

Les douze méridiens principaux étant bilatéraux, cela donne un total de vingt-quatre lignes de force principale dans le corps, ayant la possibilité de résister et de neutraliser les agressions externes ou énergies perverses (Xie Qi).

Tout méridien principal commence ou se termine à une main (Shou) ou à un pied (Zu), se divisant en deux groupes responsables de la circulation Yin – Yang. Le méridien n'est pas seulement représentatif de la fonction d'un organe, il est aussi lié à une zone. Selon le point de départ du méridien, le nom de l'organe correspondant lui sera donné.

Les douze fleuves énergétiques sont donc divisés en deux zones.

Dans la première zone, se trouvent les six méridiens concernant les membres supérieurs, dans lesquels la circulation Yin est centrifuge, et la circulation Yang centripète.

Dans la seconde zone, se trouvent les six méridiens concernant les membres inférieurs dans lesquels la circulation Yin est centripète et la circulation Yang centrifuge.

La circulation centrifuge, considérée comme une descente, va du centre vers l'extérieur tandis que la circulation centripète, considérée comme une montée, va de l'extérieur au centre.

Les méridiens Yin des membres supérieurs sont le poumon, le péricarde, le cœur. Ils se terminent aux extrémités des doigts. Les méridiens Yang des membres supérieurs sont le gros intestin, les trois foyers et l'intestin grêle. Ils commencent aux extrémités des doigts.

Les méridiens Yin des membres inférieurs sont le rein, le foie et la rate – Ils commencent aux extrémités des orteils. Les méridiens Yang des membres inférieurs sont la vessie, la vésicule biliaire et l'estomac. Ils se terminent aux extrémités des orteils. Il est utile de préciser que l'observation des méridiens se fait sur un sujet debout, bras levés, paumes de face.

La circulation part toujours d'un méridien Yin de la main (Shou Yin), revient par Yang couplé qui monte jusqu'au sommet (tête). Yang descend pour remonter se coupler avec Yin. Le principe fondamental de la conception chinoise des mécanismes biologiques est contenu dans la circulation de l'énergie. Les voies énergétiques que sont les méridiens, forment les trajets empruntés par l'énergie. Ces lignes de forces contiennent en profondeur l'énergie nourricière (Ying Qi); tandis que l'énergie défensive (Wei Qi), se répand dans la superficie, établissant leur relais dans un mouvement circulaire.

Entre l'externe et l'interne (Biao et Li), il y a le couplage méridiens-organes. A savoir que le sang (Xue) comme le Qi (énergie) sont tous deux Ying Qi, et procèdent du même système circulatoire, les vaisseaux sanguins (Xue Mai) suivant le trajet des méridiens. L'énergie et le sang nourrissent les organes.

L'énergie de défense (Wei Qi), légère et rapide, doit circuler plus rapidement sous la peau dans la zone du corps nommée Biao, qui est la couche protectrice extérieure, donc la première possibilité de pénétration des maladies. Cette superficie dans laquelle circule Wei Qi, forme la zone de protection des organes (Zang-Fu). Il est à noter que les organes sont le plus souvent directement concernés par le système émotionnel. Leur perturbation provoque une altération fonctionnelle pouvant entraîner un trouble circulatoire dans les méridiens.

Des méridiens principaux, Jing Mai, se détachent ou se lient des méridiens secondaires. Les douze Jing Bie (Biao/Li) qui forment les branches internes en relation avec les Zang-Fu. Ils vont d'abord en profondeur chercher l'énergie des organes puis leur trajet énergétique remonte à la surface. Les Jing Bie se réunissent tous sur les méridiens Yang. Ils sont six relais de concentration d'énergie, soit six points de réunion. Puis, pour les relations externes, concernant le trajet dans la superficie (Biao), se trouvent les douze Jing Gan, méridiens tendino-musculaires formant un ensemble musculaire longitudinal situé le long des douze Jing Mai.

Il existe d'autres vaisseaux secondaires transversaux, les quinze Luo Mai, véhicules énergétiques dont le rôle essentiel est le couplage des méridiens au niveau de la couche musculaire Biao. Leur cheminement s'effectue au travers des muscles (extrémités du corps).

Les douze Luo Mai sont en relation avec les douze Jing Mai.

Deux Luo Mai sont liés aux deux vaisseaux merveilleux Du Mai et Ren Mai.

Un Luo, le Da Luo (méridien rate) produit le Ying Qi (énergie nourricière) étroitement lié au sang.

Le couplage des méridiens est obtenu par les Luo

Mai, au niveau superficiel (muscles et peau) et par les Jing Bie au niveau profond (organes).

Ainsi l'harmonie énergétique s'établit-elle au moyen des différents relais couplés Biao-Li entre un méridien Yin et un méridien Yang.

LA CIRCULATION MÉRIDIENNE

Pendant 24 heures, en partant d'un méridien, par exemple celui du Poumon, l'Énergie poursuit son cycle complet en passant 25 fois dans le YIN et 25 fois dans le YANG, soit, alternativement de deux méridiens YIN et deux méridiens YANG, établissant un cycle régulier de 50 tours par jour concernant la circulation énergétique de chaque méridien.

L'Énergie circule ainsi de méridien en méridien réalisant un circuit sans fin au travers de toutes les parties du corps.

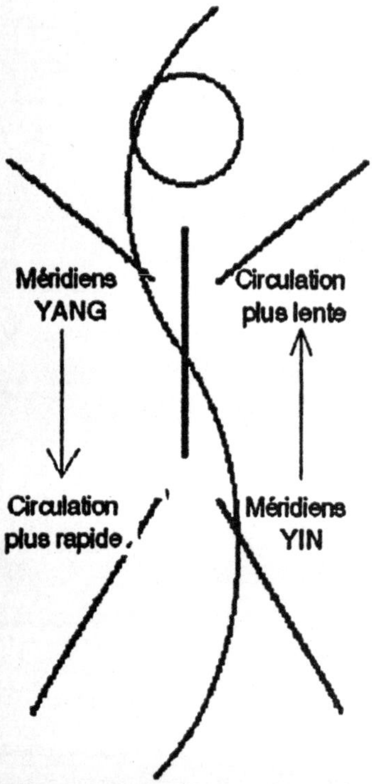

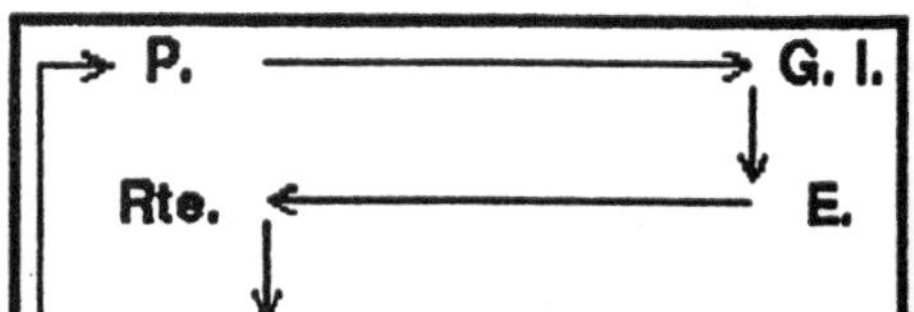

Poumons. Gros Intestin. Estomac.
Rate. Cœur. Intestin Grêle. Vessie.
Reins. Péricarde. Trois Foyers.
Vésicule Biliaire. Foie.
et remonte aux Poumons.

CHAPITRE 11

Les six énergies

Les Liu Qi ou six Energies représentent les six grandes fonctions physiologiques du corps se traduisant par Xue Qi, l'énergie du Sang; Qi Qi, l'énergie de l'énergie; Jing Qi, l'énergie des organes; Jin Yi et Ye Qi, les énergies représentant les différents liquides du corps; Mai Qi, les voies de l'énergie

L'activité physiologique a besoin de l'activité sensorielle représentée en médecine traditionnelle chinoise par les « six désirs » : voir, entendre, sentir, goûter, toucher; le sixième désir s'apparente à la pensée. Ces six désirs engendrent six émotions, la colère, la joie, la nostalgie, la tristesse, la peur et la frayeur. Ces six émotions se rattachent chacune à un organe majeur (Zang).

La colère jaillit du foie et sa violence le comprime.

L'excès de joie se répand dans le cœur et le disperse.

La remémoration nostalgique noue la rate en bloquant son principe circulatoire.

La triste anxiété stagne lourdement dans les poumons et forme un éttoufoir.

La peur noie les reins comme une pierre et les retient au fond de l'eau.

La frayeur surgit dans l'âme et consume le corps.

La frayeur se différencie des autres émotions, elle provient toujours d'une réaction aux circonstances extérieures. Elle paralyse littéralement le Shen, l'Esprit, elle fait basculer la conscience. Elle pénètre l'âme dans la profondeur du cœur.

La vie des différentes activités mentales se trouve répartie dans les organes vitaux. La santé dépend de l'équilibre corps-esprit. Tel un chef d'orchestre, le cœur coordonne le rythme vital dans le corps. L'esprit, le Shen, est logé dans le cœur. Une pulsion trop intense venue d'aspects émotionnels non jugulés provoque une montée excessive du Yang dont la flamme blesse le corps. Les émotions sont nécessaires car elles stimulent la circulation énergétique et il est néfaste de vouloir les réprimer totalement. Il faut savoir conserver un climat tempéré à l'intérieur du corps.

Le climat comprend les agressions externes (Xie Qi) pouvant tous nous atteindre, les perversités internes (maladies) favorisées par les aspects du mental, ainsi que six climats représentatifs des phénomènes pathogènes qui se forment à l'intérieur du corps :

Le vent (Feng), l'humidité (Shi), le froid (Han), la sécheresse (Zao), la chaleur (Shu) et la tiédeur (Wen) correspondent aux atteintes d'origine externe : épidémies, microbes, poisons, lésions traumatiques, fatigues relatives au mode de vie. L'hérédité est un apport extérieur. Les émotions peuvent provenir des phénomènes (climats) extérieurs comme des phénomènes (climats) intérieurs. Les excès émotionnels chroniques affectent l'organe correspondant. Les émotions ont une influence sur l'énergie, qu'elles modifient Par exemple, si la colère est excessive et répétée, elle blesse le foie, car l'impulsion Yang de la colère provient de cet organe.

L'équilibre Yin-Yang d'un organe passe par l'aspect actif Yang qui réagit à l'aspect passif Yin. Au centre se trouve l'harmonie.

Seuls deux facteurs dépendent exclusivement des êtres humains. Leur mode de vie et leur attitude mentale. Les agressions externes d'origine climatique ou virale ne peuvent pénétrer et séjourner dans le corps que parce qu'elles trouvent un terrain favorable, non protégé. Le mental déstabilisé laisse pénétrer le Xie Qi. La faiblesse de l'énergie défensive (Wei Qi) autorise l'entrée et le développement des maladies dans l'interne (Li). Dans tous les cas les individus présentent une fragilité différente, par conséquent un terrain différent nécessitant un traitement qui lui est propre. C'est pourquoi la médecine traditionnelle chinoise considère l'être dans sa globalité.

CHAPITRE 12

Le Feng Shui

Selon la pensée chinoise, l'homme est contraint de vivre entre le ciel et la terre, subissant les influences du haut et du bas.

Afin de protéger l'homme de ces mouvements énergétiques incessants, les médecins se penchèrent sur l'étude de l'art de bien choisir son lieu de résidence, de construire son habitat et de l'installer, le Feng Shui. Soucieux de l'influence des ondes de forme sur la santé humaine, ils prenaient garde aux courants cosmotelluriques, circulant à l'extérieur tout comme à l'intérieur. Cette science du Feng Shui prit naissance au travers de l'astronomie, de l'astrologie, de la géomancie et de la géomètrie. Elle correspond à ce qu'aujourd'hui nous appelons la géobiologie.

Dans l'antiquité, aucune construction n'était laissée au hasard. Le lieu était d'abord testé pendant plusieurs mois, voire même plusieurs années avant d'y établir quelque édifice. Tout comme en médecine, l'observation et l'écoute précédaient le diagnostic.

Pour définir un bon « Feng Shui », il fallait trouver l'emplacement idéal à la bonne réception des énergies célestes et terrestres. On savait, par exemple, que la proximité de la montagne était bénéfique. Le Yang en effet se projette aisément vers le haut et redistribue mieux ses forces vives dans un relief vallonné. Ainsi modelé, le Yin se laisse pénétrer pour ensuite apaiser et nourrir son environnement. Il est également important que le soleil brille sur le mouvement des formes harmonisant le différent Qi des cinq éléments. Si le vent souffle à travers un espace vide, il disperse son Qi inconsidérément, ce qui a pour effet d'élever la tension nerveuse dans l'homme.

Si la chaleur s'enferme et se concentre, privant l'espace de tout autre apport, son Qi se transforme en feu.Ce feu est nommé poison (en chinois Du) lorsqu'il se forme à l'intérieur du corps humain pour laisser apparaître des tumeurs.

L'humidité quant à elle provoque la stagnation du Qi en freinant sa circulation et en l'agglutinant dans une perversité visqueuse; c'est ainsi que les rhumatismes apparaissent.

Si la sécheresse « pompe » les rivières et les mers, le Qi des liquides se raréfie et l'homme se recroqueville, s'assèche, s'anéantit.

Si le froid gèle les lacs, le Qi du sang se fige, provoquant de vives douleurs et des dégâts très importants.

La nuit ne doit pas être prise pour le jour et vice versa. Le faîte suprême (Tai Ji), a donné un toit à l'homme pour l'abriter du rayonnement cosmique pendant son sommeil. Dormir à la belle étoile est, à la longue, un comportement nuisible au bon équilibre de la santé.

Le Feng Shui tient compte des ondes de formes émises par l'architecture du bâtiment, par l'orientation des pièces, l'emplacement du mobilier, etc.

Actuellement, le public est davantage conscient de

la nocivité des ondes émises par les récepteurs de télévision, les fours à micro-ondes, les prises électriques non reliées à la terre, les montres à quartz, etc. ainsi que des grands champs vibratoires des lignes à haute tension. Les effets de la circulation de l'eau sont aussi à l'étude. Nous savons que les marnes, les terrains marécageux, les cours d'eau souterrains bouchés ou déviés malencontreusement ont des répercussions néfastes sur les« gens du dessus ». Il existe différentes méthodes pour rééquilibrer les énergies perturbées.

Le Feng Shui savait déterminer le bon emplacement du lit, face à la porte, la tête au nord, pour harmoniser le sommeil à l'énergie bénéfique de la maison et au courant des énergies de la nuit.

Je voudrais citer un exemple illustrant comment les éléments extérieurs peuvent avoir une influence sur nous. Nous avons tous au moins une fois dans notre vie remarqué combien la contemplation d'une couleur pouvait procurer une sensation particulièrement agréable. Je me trouvais un jour à l'Ile de la Réunion, en promenade dans un lieu riche en cascades. Le spectacle de l'une d'elles provoqua en moi un état proche de l'extase. Elle jaillissait de quelques dizaines de mètres et retombait en mille éclats cristallins pour former une sorte de petit lac au pied duquel je me tenais émerveillée. Là, je contemplais, m'imprégnant de ce bain de beauté, de vitalité, de régénérescence. La couleur de l'eau se remplit en moi. Comment décrire ses harmonies de bleus et de verts? Comment décrire le mouvement vital qui animait ces couleurs? En pénétrant en moi, l'énergie vibratoire de ce merveilleux ensemble de teintes « courrait » littéralement pour rejoindre le centre énergétique correspondant dans mon corps. Je percevais clairement ce fourmillement léger donnant la sensation d'une recharge de force. En médecine traditionnelle chinoise, la dominante bleue-verte est associée à l'organe du foie et aux centres énergétiques du larynx et du cœur. Le foie est le gardien du sang, il a la charge de le redistribuer en puisant dans sa réserve en cas de faiblesse quelque part dans le corps. Foie, cœur, gorge et sang, ceci peut expliquer le bien-être revitalisant que je ressentais à m'imprégner de cette couleur. La vibration indigo des gouttelettes d'eau, qui correspondait à un besoin de mon organisme à ce moment-là, éveilla naturellement la circulation de l'énergie dans les zones de mon corps correspondant à cette couleur.

La médecine énergétique emploie la chromothérapie, par pénétration visuelle; la circulation de l'énergie des couleurs dans le corps se relie au circuit de l'eau et du sang, pour régulariser, nourrir et revitaliser les organes correspondants. Il est en effet possible dans le cadre d'une thérapie d'utiliser les couleurs pour harmoniser les énergies déficientes ou troublées. Si les énergies ont une couleur, elles ont aussi une forme et un lieu de résidence dans notre corps. Chaque organe produit une couleur vibratoire liée aux glandes. Ces couleurs sont en relation avec les vibrations fonctionnelles des organes.

CHAPITRE 13

Les glandes, reflet de la conscience cellulaire

Dans la grande centrale énergétique du corps humain, il existe deux principaux tracés; il s'agit du système nerveux cérébro-spinal et du système nerveux autonome.

Le système nerveux cérébro-spinal est en relation avec le cerveau qui contrôle ce système.

Le fonctionnement intégral du cerveau échappe encore à la science. Un point se doit d'être souligné ici : ce sont les cellules du cerveau qui réclament la plus grande quantité d'oxygène. L'importance de la qualité de l'air tout comme la maîtrise de la respiration sont donc primordiales.

Le système nerveux cerébro-spinal n'explique pas à lui seul le fonctionnement humain; il lui faut pour cela son complément, le système nerveux autonome qui ne se trouve pas sous la dépendance cérébrale.

Le système nerveux autonome est en étroite relation avec le fonctionnement organique de l'homme. Il est aussi nommé système neuro-végétatif ou sympathique.

Tout comme le Yin et le Yang, ces deux systèmes sont intimement liés et servent de balancier, de régulateur, d'harmonisateur du corps humain. Autrement dit, le système nerveux cerébro-spinal concerne surtout l'élément physique du corps tandis que le système nerveux autonome concerne l'élément psychique ou glandulaire.

Dans l'édifice corporel, la tête abrite le point stratégique de la centrale supérieure; il s'agit du point de réunion reliant les deux systèmes nerveux soit les deux influences physique et psychique au plus profond du cerveau dans la zone de l'hypothalamus.

Pour mieux comprendre, il suffit d'imaginer la « maison de l'hypothalamus comme étant le lieu de concentration des impulsions physiques et psychiques, impulsions qui seront transformées en directives par le cerveau et transmises à leurs relais correspondants : organes, circulation, etc... Mais il serait erroné de croire que tout se règle à partir de là.

C'est par les glandes que s'accomplit la grande alchimie de la vie c'est à dire la transmutation de la force intégrale en énergie vitale, en Qi.

Les sécrétions internes des glandes endocrines (endo = à l'intérieur) se répandent dans le sang qui les véhiculent et les distribuent. Toutes les endocrines ont leurs spécificité mais aucune ne fonctionne séparément. La chaîne glandulaire est l'auxiliaire de l'harmonie dans le corps.

Parmi les différentes glandes, penchons-nous particulièrement sur le thymus.

La médecine considère le thymus comme le pôle de contrôle de tous les systèmes de défense du corps. On peut dire que le thymus est le cœur de l'immunité. Le thymus exerce son action dès l'enfance en permettant à l'être de « croître et devenir » grâce au maintien de son potentiel immunitaire.

Le programme immunogène du thymus se rattache aux lymphocytes T (globules blancs) qu'il libère lors d'invasion étrangère. Mais au moment d'un choc psychologique ou émotionnel, les glandes surrénales se manifestent en provoquant la sécrétion des mêmes lymphocytes T. Dans une situation négative, de peur ou de colère violente, les hormones stéroïdes détruisent les agents protecteurs lymphocytes, entamant largement les barrières défensives. De nombreuses expériences ont démontré le phénomène de raréfaction des lymphocytes T, face au stress.

Il est donc évident qu'un comportement psychique harmonieux donnera aux cellules la possibilité de se rééquilibrer, en réajustant si besoin est, certaines affectations. Notre corps est ce que nous voulons qu'il soit!.

Chapitre 14

Le corps énergétique

Si le corps physique se voit, le corps énergétique, lui est invisible, ce qui explique que l'Occident ne l'ait pas pris en considération. C'est pourtant à son niveau que se situe l'évolution des stress et les échanges subtils de l'organisme. L'énergie matérialise ses plénitudes ou ses déficiences en provoquant des lésions d'ordre divers d'où naîtrons les pathologies.

Pour parler de médecine énergétique, il est indispensable de connaître la constitution du corps énergétique humain.

Le corps énergétique de l'homme est formé de cinq principes actifs au sein desquels se noue et se dénoue l'équilibre Yin-Yang dans son inlassable mouvement vibratoire. Le Qi évolue continuellement dans ces principes. La colonne vertébrale est le canal central du Qi, le long de laquelle il se concentre en cinq points plus deux concernant la tête.

Chaque centre est associé à une glande productrice d'hormones secrètées au moment voulu dans un ordre qui doit être maintenu pour l'équilibre de la santé. L'homme est relié à l'Univers par ces sept centres énergétiques en rapport avec les planètes du système solaire : le Soleil, Jupiter, Uranus, Vénus, Mars, Mercure et Saturne.

Ces sept centres se localisent le long de l'épine dorsale, entre le bas du tronc et le sommet du crâne.

Le corps matériel trouve sa stimulation depuis le centre pelvien, au moyen des énergies sexuelles qu'il engendre.

Le corps vital émane du centre coccygien. L'énergie ancestrale prend ici ses racines.

Le corps émotionnel est relié au centre solaire; toutes les expressions d'émotions venues de l'extérieur pénètrent par lui dans le corps.

Le corps de désir établit son siège au centre cardiaque. Ici, l'état émotionnel trouve son laboratoire; il se mélange à d'autres énergies développées dans ce centre.

Le corps mental trouve racine au centre laryngé afin d'y développer sa créativité suivant ses aspirations. C'est le centre de l'apprentissage de la connaissance de soi par le biais d'éléments extérieurs.

Le corps esprit est stimulé au centre frontal; dans l'intuition et la clairvoyance de la vision du monde. Ce corps a la faculté de se déplacer.

Le corps spirituel surmonte l'ensemble des autres corps. Il irradie l'énergie subtile qu'il reçoit des consciences supérieures au moyen du centre coronal. La conscience physique n'acquiert cette perception de sublimation que lorsque sa personnalité est affinée.

Les centres énergétiques et les glandes ont un fonctionnement synchronisé. Les centres énergétiques sont les maîtres des glandes. Ainsi toute rébellion ou disharmonie en provenance d'une glande se répercute immédiatement sur le centre correspondant entraînant à sa suite une réaction en chaîne sur les autres centres.

LES 7 RAYONS D'ÉNERGIE VITALE DANS LE CORPS HUMAIN

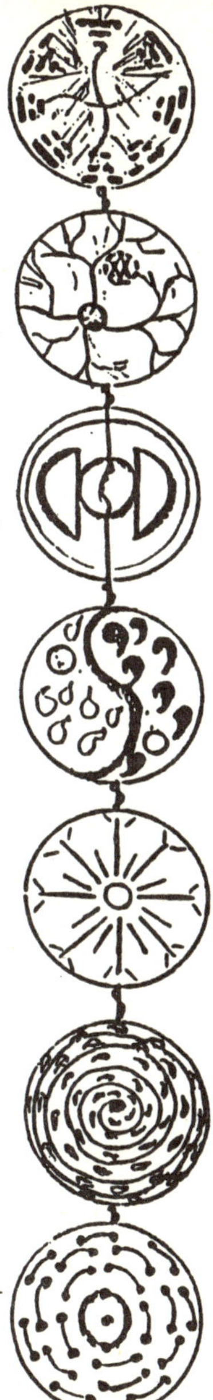

CENTRE CORONAL
Glande Pinéale (Epiphyse)
Partie supérieure du Cerveau
Point de départ de la construction de l'Embryon

COULEUR : BLANC
Réception de la Spiritualité
Lumière Cosmique
SUBLIMATION – CONSCIENCE – VIE
Soleil influence (Vulcain)

CENTRE FRONTAL
Glande Pituitaire (Hypophyse)
Partie inférieure du Cerveau
Système Nerveux
Coordination entre Connaissances et Révélations

COULEUR : VIOLET – INDIGO
Relations subconscient-inconscient
Conscience Psychique
Perception de la Vision
Silence – Jupiter influence

CENTRE LARYNGE
Glande thyroïde (et paras)
Appareil Respiratoire
6e et 7e cervicale
Canal Alimentaire – Communication – Décision – Action

COULEUR : BLEU TURQUOISE
Conscience de soi et des sons
Créativité Supérieure
Uranus influence

CENTRE CARDIAQUE
Glande Thymus
Système Circulatoire. Vagus
4e et 5e vertèbres dorsales
Centre de Vie

COULEUR : VERT
Siège de Vie de la Conscience Primordiale – Conscience Communicative
Les souffles négatifs et positifs s'interpénètrent
Vénus influence

CENTRE SOLAIRE
Glande Pancréas
Système sympathique
Neuro Végétatif
1re et 2e vertèbre lombaires
Émotion

COULEUR : JAUNE
Sensibilité des échanges
CORPS-ESPRIT
Réceptivité émotionnelle
Rayonnement
Mars influence

CENTRE COCCYGIEN
Glandes surrénales
Concentration énergétique
5e Lombaire et 1re sacrée
Préservation de la Vie

COULEUR : ORANGE
Conscience ancestrale
Feu de MINGMEN
MONTÉE DE LA KUNDALINI
Équilibre YIN-YANG
Neptune influence

CENTRE PELVIEN
Glandes Génitales (Gonades)
Reproduction – Instinct
3e dernières vertèbres coccygiennes
L'ŒUF

COULEUR : ROUGE
Conscience physique
Berceau de la KUNDALINI
Prise de conscience YIN YANG
Saturne influence

Croquis Davina DELOR

Il existe de nombreux champs d'énergies dans le corps. Et si l'on parle couramment des sept principaux centres et de leurs relais, on mentionne plus rarement le centre de la rate. La rate est un organe sacré pour les anciens. Sa fonction est alchimique. C'est elle qui transforme les aliments que nous absorbons en nutriments transmis aux glandes, au sang, à la lymphe. Le centre correspondant à la rate tire ses énergies du soleil. Les vibrations planétaires prennent leurs sources au cœur de la rate. On dit aussi qu'elle représente la Terre trouvant son action vitale grâce au rayonnement solaire.

L'astrologie en médecine traditionnelle chinoise avait une place au niveau du diagnostic. Ainsi l'heure de naissance est elle reliée à la première maison occupée par le soleil. Ses aspects favorisent chez l'homme tel ou tel « terrain » pathologique.

La rate Yin reçoit ses énergies de vie, par les aliments que nous absorbons, nourrissant le corps physique, tandis que la rate Yang reçoit ses énergies de vie par l'air que nous inspirons nourrissant le corps éthérique. La rate est la source de l'acquis. Elle distingue ce qui est utile ou inutile pour le corps, sa fonction étant de transformer l'essence des aliments en nutriments, la nourriture du sang. La rate est un réservoir de Xué et son rôle est de maintenir le sang dans les vaisseaux. Le dernier point d'acupuncture situé sur le méridien Pi se nomme Da Bao. C'est là, sous l'aisselle, que l'on contrôle tout le réseau capillaire superficiel du corps. Da Bao permet d'agir sur la circulation du sang. L'union énergétique des vibrations solaires et sanguines se distribue dans tout l'organisme formant la vitalité du magnétisme humain. En effet, le fluide magnétique prend son élan dans le centre de la rate.

Le cœur est le centre du monde. Il est considéré comme étant la demeure de l'âme. Le cœur est le centre de la terre mais aussi du ciel; entre ces deux pôles vibre le cœur de l'homme.

Un principe des médecines énergétiques est de procurer aux malades les moyens de contrôler leurs états émotionnels liés à des évènements du passé, tout en appliquant les différentes thérapies, et de leur apprendre à juguler les processus de maladie. Le travail s'effectue sur tous les niveaux : physique, psychologique et psychique.

Les pouls chinois

Le rythme du ciel, c'est la respiration, le rythme de la terre, c'est le battement du pouls.En médecine traditionnelle chinoise, on prend la température énergétique du corps humain au moyen de la pulsologie.

Il existe neuf postes pour observer le rythme énergétique par les pouls.

A la sortie du méridien poumon par exemple, on aura un reflet immédiat de l'énergie du corps. La qualité de l'énergie circulant dans les douze méridiens est évaluée en Yang ou en Yin. Le « mouvement », le « rythme », « la taille », le « poids » et la « contenance » des différents pouls indiquent l'état de vide ou de plénitude d'un organe. Lors de maladies chroniques, la palpation des pouls constitue le quatrième temps de l'examen pratiqué par le médecin avant d'établir un diagnostic.

Les pouls superficiels (Fu) se révèlent au toucher léger. Les pouls profonds (Chen) réclament une pression plus forte sur l'artère. Les pouls superficiels correspondent aux Fu-entrailles. Les pouls profonds correspondent aux Zang-organes.

Le pouls, c'est la force du sang qui passe dans les vaisseaux; c'est l'énergie qui s'exprime; elle indique clairement les causes des maladies.

Le meilleur moment pour la prise de pouls est le matin au réveil. Le malade comme le médecin doivent être calmes et ne subir aucune interférence extérieure. La digestion doit être terminée (si la prise de pouls s'effectue à un autre moment de la journée).

Il faut savoir que les pouls se modifient lors d'une douche ou d'un bain chaud, par une émotion, du bruit ou des rapports sexuels.

On distingue vingt-sept formes de pouls pathologiques, qui peuvent révéler les états différents d'un même organe. Suivant leurs caractéristiques dites en « superficie » ou en « profondeur, on les distinguera comme étant Fu ou Zang, c'est-à-dire des entrailles ou des organes. Avant d'être pathologiques, les pouls peuvent varier selon certaines circonstances comme l'âge, la constitution physique ou les saisons. Ainsi plus on est jeune et plus le pouls est rapide. Le Yang est plus abondant. Le pouls chez la femme est un peu plus faible et un plus rapide que celui de l'homme. Les personnes grandes ont un pouls plus long que les personnes de petite taille. Les personnes maigres ont un pouls plus superficiel (Fu) que les grosses, chez qui il sera plus profond. L'activité est également un facteur de transformation des pouls (travaux pénibles, intenses, efforts etc...). La faim provoque un pouls faible.

Les saisons influencent les pouls : printemps : pouls tendu; été : pouls vaste; troisième saison : pouls relâché; automne : pouls superficiel; hiver : pouls profond.

Les pouls se combinent également entre eux pour former un diagnostic sûr et précis. Ils permettent de définir la nature de la pathologie suivant les huit principes de diagnostic en médecine traditionnelle chinoise.

Un pouls normal comporte 75 à 80 pulsations à la minute. Le cœur, gigantesque pompe, envoie chaque minute de cinq à vingt cinq litres de sang dans un parcours de vaisseaux sanguins totalisant cent mille kilomètres. Le rythme cardiaque est sous la dépendance du centre cardiaque contrôlé par le cerveau et le réseau des nerfs parasympathiques. Ces nerfs ont une action directe sur le rythme du cœur.

Les exercices de Qi Gong s'harmonisent particulièrement avec le réseau parasympathique, et ont un effet apaisant et tranquilisant sur les battements du cœur.

CUNKOU : Pouls radical se divise en trois zones d'appréciations :

CHI Le Pied	**GUAN** La Barrière	**CUN** Le Pouce

On palpe le CUN avec l'index – le GUAN avec le médius – le CHI avec l'annulaire.
Il faut compter environ cinquante pulsations pour que le sang ait accompli une révolution (un tour).
Souvent, les irrégularités se manifestent au bout de quarante pulsations.

	Lieux de Détection	**Poignet Gauche**	**Poignet Droit**
Énergies du Ciel Énergies de l'Air	CUN Foyer Supérieur	L'état du Cœur et du Maître du cœur se révèle au niveau de ce pouls	L'état du Poumon se dévoile au niveau de ce pouls
Énergies de la Terre Énergies de la Matière	GUAN Foyer Médian	Foie Vésicule Biliaire	Rate-Estomac
Énergies de l'Eau Énergies de Transmission	CHI Foyer inférieur	Rein Yang = Capacité MINGMEN Feu Vessie : Intestin Grêle	Rein Yin = Substance MINGMEN Eau Gros Intestin

CHAPITRE 15

La médecine intégrale

Il existe deux types de connaissance. Celle que l'on acquiert par des études, des apprentissages techniques, et celle que l'on reçoit naturellement, sans effort, et sans la résistance de l'intellect : l'intuition.

Nous naissons tous avec un potentiel profond de connaissances. Ces connaissances se modèlent sur la personnalité, aussi pouvons-nous remarquer des différences de réaction, de compréhension et de comportement, suivant les étapes de notre vie. L'expérience nous apprend à évoluer. Est-il toujours nécessaire d'apprendre dans la douleur?

Pour que l'homme atteigne sa véritable dimension, il doit s'ouvrir à ces deux formes de connaissances.

L'effort est une contrainte, un obstacle à dépasser, un combat à gagner. L'effort peut être noble ou vil selon ce que chacun y met. Chacun de nous dispose de ressources immédiates qu'il est important de reconnaître et d'apprendre à utiliser avant de chercher d'autres moyens ailleurs.

La maladie ne représente pas uniquement l'atteinte physique. La maladie, c'est aussi avoir des ennuis, manquer de « chance ». Certes, il faut guérir. Mieux, il faut savoir comment guérir. Plus encore, il faut apprendre à ne pas tomber malade.

« Le monde en développement ne doit pas s'en remettre exclusivement à une médecine de type occidental, ni aux seuls médecins formés à cette culture. Pour prodiguer des soins de santé à la totalité de ses populations, le monde a besoin d'une synthèse entre les médecines modernes et traditionnelles, de même que de médecins occidentaux et praticiens scientifiques ».

Ce texte, issu de l'OMS (Organisation Mondiale de la Santé), est une parfaite introduction à la médecine intégrale.

Ambroise Paré disait : « Les choses en médecine ne se mesurent et ne se considèrent que par leurs sens et leur effets. Il n'est nul besoin de connaître le pourquoi de son action favorable pour utiliser un traitement pourvu d'efficacité. Il suffit de savoir qu'il est actif et sans danger, qu'il soulage, améliore et guérit ».

Les temps ont changé, aujourd'hui la médecine intégrale considère que si l'esprit est libre, le Qi circule en abondance. Esprit libre exprime ici un état intérieur stable. Les émotions ont un effet sur la circulation du Qi, donc sur le principe vital lui-même.

L'alimentation respiratoire

L'air est la première nourriture de l'homme. En effet, nous respirons environ douze mille litres d'air par jour représentant un poids de dix kilos. Si l'homme peut vivre trente jours sans nourriture et trois jours sans boisson, il ne survit pas plus de cinq minutes sans respirer. Tout ce qui vit respire; la terre elle-même est animée d'une respiration cyclique annuelle.

Mais l’’air que nous inspirons ne se limite pas à fournir l’oxygène à nos cellules, il contient également le nutriment supérieur, l’essence de vie. Cette essence subtile pénètre Anima tout comme l’oxygène pénètre Physica.

C’est dans un souffle équilibré que l’on doit rechercher la santé.

Associé à tout principe de vie, l’air est constitué de deux polarités. L’inspiration se charge de la polarité positive et négative de l’air, tandis que l’expiration dégage les déchets, effectuant un travail libératoire. C’est dans l’inspir que l’expression vitale se transmet dans son intégralité au corps, car toutes les autres fonctions en dépendent.

« Des personnalités autorisées du monde médical déclarent qu’une génération d’hommes respirant correctement régénérerait la race entière, et que la maladie serait si rare qu’on la regarderait comme un objet de curiosité. Quelle soit considérée du point de vue oriental ou du point de vue occidental, la relation entre une respiration parfaite et une bonne santé est évidente et s’explique facilement », disait W. W. Atkinson.

Le nouveau né absorbe la vie par une grande inspiration et la vie se manifeste dans son expiration par un grand cri. Le mourant exhale ses forces avec son dernier expir, la vie cesse.

La force vitale de l’air est une nourriture omniprésente bien qu’impalpable et invisible. L’air contient l’oxygène et l’essence subtile de vie nommée Prana par les Hindous et Qi par les Chinois. L’oxygène nourrit le corps, le Qi nourrit la vie. L’air contient le Qi du ciel. La nourriture contient le Qi de la terre. L’homme tire de ces deux Qi, les nutriments indispensables à sa condition.

Dans le cadre des guérisons obtenues au moyen des « transferts énergétiques » effectués par les maîtres de Qi Gong, des vérifications ont été faites. Il en est ressorti que l'état de maladie aurait une conséquence « vampirique » dans le corps au niveau énergétique, et par cela même au niveau sanguin, constatation jugée irréfutable après examens.

Plus la maladie progresse, plus le taux d'hémoglobine se réduit. Lorsque le traitement Qi Gong est pratiqué et la guérison apparente, les conclusions des nouveaux examens démontrent la recrudescence du taux d'hémoglobine chez le patient. Les mêmes examens effectués plusieurs mois après ne laissent apparaître aucun changement. Le niveau d'hémoglobine s'est stabilisé.

Ying Qi, l'énergie nourricière procurée par la respiration et l'alimentation contribue à la formation du sang (Xue). Cette énergie circule à l'intérieur des méridiens, alors que Wei Qi, l'énergie défensive, circule à l'extérieur des méridiens.

Hippocrate disait « Que l'aliment soit ton médicament ». La science ancestrale du Qi Gong proclame « Que la respiration soit ton alimentation ».

Le Qi et le Xue, l'énergie et le sang, comme nous l'avons vu, sont les deux aspects d'une même chose. Un homme ne peut survivre s'il a perdu l'énergie et le sang qui sont les deux agents autorisant sa vie.

En médecine traditionnelle chinoise, il est dit que certains virus assassins, tels le virus du Sida, n'ont pas encore trouvé leur maître parce qu'ils circulent dans des voies insuffisamment explorées du corps humain que sont les liquides. Le virus du Sida se trouve dans les fluides de l'organisme. Le Qi est un fluide qui circule dans le sang. Le thymus est la sphère de contrôle de toutes les défenses de l'organisme, c'est à partir de cette glande que la fonction de réponse est émise pour faire face aux attaques des virus, des bactéries, etc...

Les exercices de visualisation alliés aux exercices respiratoires augmentent le potentiel d'immunité. On a vu des rémissions spontanées grâce aux techniques du souffle et de l'esprit, lors de pathologies très lourdes.

Pour harmoniser l'homme avec sa vitalité, il est nécessaire d'élever sa conscience spirituelle et d'obtenir la maîtrise de ses états émotionnels. L'entretien de la vie, thérapeutique ou non, consiste toujours en des exercices physiques et de travail psychique. Jeûne ou règles de diététiques précises sont intimement liés à la réparation des dégâts dans le corps.

Toute personne doit connaître ses buts, ses espoirs, ses objectifs et ses besoins (motivations) de guérir.

La guérison réclame pour se manifester, la volonté d'opérer une transformation de soi.

L'air inspiré peut être un poison destructeur des cellules ou au contraire agir en tant que purificateur dans un premier temps, puis à effet de régénération dans la seconde phase. Et cela sur les deux plans d'animation vitale. Le Qi Gong respiratoire permet un « nettoyage » des substances véhiculées au travers de la fonction inspir-expir.

Le pouvoir de vie est si grand dans son « désir » d'accomplissement que la plus petite étincelle libératoire crée l'harmonie dans le chaos, si elle est entretenue avec persévérance et régularité.

Un savant philosophe du siècle dernier, le Docteur Joseph Buchanan, avait déjà perçu l'importance de l'air : « L'influx de pensées et d'émotions au cerveau est d'autant plus puissant que la vie et l'activité de la région centrale du corps sont plus grandes et si l'action énergétique des membres et du système musculaire épuise généralement le cerveau, celle du cœur et de la poitrine augmente son pouvoir. Mais quelle peut être la nature de cet influx? Il vient probablement de l'air sans lequel il n'existe pas, et nous pouvons supposer que les poumons maintiennent avec l'atmosphère, la même relation que le cerveau avec le domaine invisible et spirituel. »

Cette hypothèse fut confirmée par le Docteur B.W. Richardon qui démontra que l'air, après avoir été expiré, a perdu ses qualités vitalisantes, indépendamment de tout changement provenant de la perte d'oxygène et de l'absorption d'acide carbonique. Nous savons en effet que la qualité vitalisante de l'atmosphère varie continuellement, selon que l'air provient de régions sèches et ensoleillées ou de localités sombres et humides. « Il y a alors dans l'air, des éléments ou des états que les chimistes n'ont pas pu déterminer ».

Outre l'oxygène indispensable à la vie, l'air contient un fluide sans lequel aucune manifestation de vie ne pourrait avoir lieu. Dans ce fluide circule la polarité de la terre et du ciel. Les deux forment la force vitale de l'homme.

Les taoïstes disaient : « Quand les sept maisons ont reçu suffisamment d'énergie, le corps physique atteint l'immortalité et n'a plus besoin de respirer. C'est aussi pour cela que ces pratiques portent le nom de respiration immortelle. Lorsque l'on concentre l'énergie par le contrôle du flux et du reflux de la respiration associée à la direction de la pensée, lorsque le corps et l'esprit sont au repos, calmes et tranquilles à l'extérieur, en mouvements lents et ronds à l'intérieur, lorsque le singe fou (mental) regarde dans le vide sans rien voir, alors seulement à partir de ce moment, le souffle devient nourricier ».

Pour respecter la loi de prévention contenue dans la médecine intégrale, il convient d'instituer un mode de vie supérieur situé entre l'action (You Wei) et la non-action (Wu Wei). Il s'agit de bien comprendre cela si l'on veut atteindre le but ultime, Wu Bu Wei, état de transcendance.

« Les techniques médicales servant de support aux diagnostics, radiographies, scanners, et analyses diverses, s'avèrent moins efficaces pour déceler les maladies dégénératrices associées aux problèmes nerveux ou énergétiques qui affaiblissent imperceptiblement les organes et les tissus » affirme le Docteur Stephen Chang.

Pour pouvoir pratiquer les exercices de circulation méridienne, il faut connaître parfaitement le trajet des principaux Jing Luo et des méridiens curieux.

Tout d'abord, il convient de choisir le méridien qui va être employé. Puis, au moyen de l'index, il faudra suivre le trajet, la voie, tout en respectant la projection du flux énergétique du méridien sus nommé. Enfin, se concentrer sur le trajet interne que nous allons « actionner » en surface au passage de l'index.

Prenons pour exemple le méridien du poumon.

Le trajet commence à l'intérieur du corps au niveau de la partie supérieure de l'estomac. Il descend dans l'abdomen inférieur pour rejoindre l'organe. Il remonte ensuite verticalement, traverse l'estomac, le diaphragme et se disperse dans les poumons. Il se dirige vers la gorge et bifurque pour rejoindre le creux d'émergence. Puis le trajet forme une crosse ascendante pour contourner le creux axillaire et se diriger vers le bras. Il descend sur la face antérieure du bras jusqu'au pli du coude, passant à l'extérieur du tendon du biceps. Il emprunte le bord radial antérieur de l'avant bras pour rejoindre le poignet. Il passe l'apophyse styloïde du radius et gagne l'éminence Thénar appelée aussi « ventre de poisson ». Le trajet externe se termine a l'angle unguéal externe du pouce.

Ce trajet est celui du souffle pulmonaire. Les altérations circulatoires dans ce vaisseau engendrent une distension de poitrine, un souffle court, de la toux, des halètements (difficultés respiratoires), et parfois une vision brouillée. La maladie confirmée produira des éructations, de la nervosité, des douleurs le long du méridien, des membres froids et paumes brûlantes.

Ce n'est que lorsque toutes les conditions sont requises : calme, position confortable, silence intérieur, que l'exercice commence vraiment.

Plus tard, lorsque l'étudiant sera devenu l'adepte, il n'aura plus besoin de se servir de son index, le guide mental lui suffira.

Encore plus tard, lorsque l'adepte sera devenu le maître, il n'aura plus à employer son mental, la direction des voies s'étant imprimées dans la conscience apparente.

Viendra un temps ou le souffle lui même ne sera plus nécessaire, la transcendance de la vie et de la mort sera effectuée.

L'exemple du méridien du poumon est valable pour toutes les autres voies de circulation énergétique. Ce n'est encore que lorsque tout est tranquille que l'on perçoit librement le souffle monter et descendre, aller et venir dans le sens de la circulation du Qi.

Les sons

En médecine traditionnelle chinoise, au niveau du Qi Gong, les sons liés aux organes et à leurs fonctions se définissent comme suit :

Eléments	BOIS	FEU	TERRE	MÉTAL	EAU
Organes	FOIE V.B.	COEUR I.G.	RATE E.	POUMON G.I.	REIN V.
Viscères	Vésicule Biliaire	Intestin Grêle	Estomac	Gros Intestin	Vessie
Sons	SU	HA	HO	SHI	SHUI
Notes	JIAO	ZHI	GONG	SHANG	YU

Un sixième son en correspondance avec les trois foyers ou triple réchauffeur correspondant aux fonctions de transformations et d'assimilations dans le corps est Hi.

A chaque note de musique correspond une couleur tout comme à chaque voyelle appartient une couleur

La parole est un chant d'amour ou de guerre suivant comme elle est prononcée dans l'intention et dans l'intensité. Une personne à la voix calme et douce produit des vibrations harmonieuses sur son entourage.

« La nature dans son chant, comme les oiseaux, comme les abeilles qui jouent de la musique pour leur créateur, ont contribué à la création de l'homme » dit Edgar Cayce au cours d'une de ses fameuses « lectures ». Les chants de la nature, de la mer, des cascades, du vent, des animaux, forment une symphonie énergétique nécessaire à l'espèce humaine. La mystérieuse musique des sphères quant à elle ne peut se percevoir qu'au travers de la méditation dans le silence intérieur absolu. Au commencement était le verbe...

Pour avoir une amplitude thérapeutique, les sons se doivent d'être utilisés sur la bonne fréquence vibratoire, c'est à dire sur la bonne note de prononciation. Dans certaines écoles de Qi Gong, ils sont employés pour réguler l'énergie. Dans ce cas, ils sont chantés sur la note Do,ou simplement murmurés, ou bien encore exhalés avec l'expiration. Dans d'autres écoles ils sont pratiqués uniquement mentalement dans le silence intérieur. Les positions adoptées lors de la prononciation des sons sont celles qui correspondent à chaque organe; il peut s'agir de postures immobiles ou bien d'enchaînements de mouvements particuliers. Les uns sont assis, les autres debout. La pratique des prononciations des sons a pour effet la purification et l'harmonisation des organes.

En ce qui concerne l'emploi des sons à des fins thérapeutiques réelles, le procédé se précise. L'emploi du do reste effectif mais également la totalité de la gamme, suivant le but à atteindre. Ici, tout acte doit être précis. Ainsi le volume sonore ne doit être ni trop fort, ni trop faible, bien qu'il soit soumis à des vibrations d'amplitudes.

Par exemple, pour des personnes atteintes d'affections cardiaques ou pulmonaires, le volume sonore variera de petit à moyen. Pour d'autres, atteintes d'affections hépatiques ou gastriques, le volume moyen sera requis. Pour les affections rénales, le volume indiqué sera évalué de moyen à grand. La puissance thérapeutique des sons n'est pas à négliger et doit être approfondie. Les sons circulent le long de la colonne vertébrale et imprègnent la force vitale de leurs vibrations en passant par chaque centre glandulaire.

C'est pourquoi, dans certains lieux tels que les boites de nuit, où les sons sont poussés au paroxysme de leur violence, on peut observer des individus aux yeux hagards se balancer sans cohérence des heures durant. Ces personnes subissent le choc produit par les musiques psychédéliques émises à haute fréquence, mais reçues en basse fréquence. En effet sous l'impact des sons et de leur force, les centres énergétiques se trouvent sollicités de différentes manières pour le tort ou le profit de chacun d'entre nous.

Les mantras, sont des sons composés de mots ou voyelles entonnés dans une certaine tessiture, ayant pour effet d'ouvrir les centres d'énergie vitale selon des méthodes suivies en Asie. En Occident, nous possédons la même chose avec les prières, collectives ou individuelles, récitées ou chantées. Les sons, émis sur des tonalités différentes, permettent au corps de réharmoniser les énergies vitales.

De nombreuses expériences effectuées avec des sourds ont permis de constater que ces personnes percevaient les vibrations émises par la musique, par leur corps. Ceci a permis aux chercheurs chinois de considérer la peau humaine comme un organe à part entière, capable d'entendre et de voir par le truchement des points utilisés en acupuncture. D'autres ont établi une échelle de réceptivité sonore au niveau de la colonne vertébrale. Dans son traité d'acupuncture, Soulié de Morant dit que « L'homme doit être considéré comme un instrument récepteur d'abord et émetteur ensuite ». Différentes recherches scientifiques ont démontré que, outre l'oreille, c'est le corps tout entier qui entend les vibrations émises par les sons. Ainsi, certaines thérapeutiques expérimentales utilisent-elles les sons musicaux pour aider les malentendants à se débarasser de leur surdité.

CHAPITRE 16

Les nouveaux médecins

La médecine intégrale appelle « nouveaux médecins » ceux qui unissent la science à la conscience. Mais, pour être un « nouveau médecin », il ne suffit pas de plusieurs années d'études, bien qu'elles soient indispensables. Il faut joindre au savoir objectif, sa propre révélation, son développement personnel et ses capacités énergétiques (ouverture des centres énergétiques vitaux, élargissement du canal récepteur-émetteur, etc...).

Lorsque ceci est accompli, le chirurgien devient « l'homme aux mains d'or », le généraliste a l'écoute et le diagnostic parfaits, le pédiatre accède à l'aura de l'enfant, le masseur communique le juste rythme énergétique, l'acupuncteur transmet le précieux fluide de vie à son aiguille, à son moxa, le guérisseur canalise les vibrations cosmiques et les redistribue au malade. Dans tous les cas, il y amélioration ou guérison.

Vision utopique?

La médecine intégrale exige de ses médecins une valeur morale sans tâche, un corps et un psychisme sans défaillances, des centres énergétiques ouverts et rayonnants, au travers desquels la source de vie s'écoule d'elle-même, sans entraves, et enfin, la volonté de guérir, de soulager et de donner.

L'émission d'ondes vibrantes qui entourent notre corps comme un cocon, l'aura, est véritablement la toute première voie de pénétration des influences extérieures, car pour atteindre la peau, il faut d'abord franchir sa protection.

L'aura se compose de la somme des énergies vibratoires émanant des cellules, des différents organes et des états émotionnels. Comme tout composé énergétique, elle irradie des vibrations colorées comparables à la lumière avec plus ou moins d'intensité selon l'état énergétique de la personne. Un organisme sain émet des couleurs claires et lumineuses, apparentes sur l'aura. Un psychisme élevé (bonne moralité, pensées empreintes de spiritualité, nobles idéaux, etc...) se détecte dans l'aura par une douceur scintillante et un rayonnement large.

L'aura est le premier élément inconsciemment ressenti au contact d'une personne. Ce qui explique le phénomène des sympathies et antipathies. La maladie, les dépressions, les perversions etc... chargent l'aura de voiles sombres et opaques, et rétrécissent son champ. Le choix des couleurs que l'on porte sur soi ou desquelles on s'entoure est évidemmment lié au phénomène vibratoire de l'aura. C'est pourquoi, nous nous sentons bien dans des vêtements de telle couleur ou attirés par telle autre, etc...

La maîtrise de certaines pratiques de Qi Gong permet de détecter la qualité de l'aura des personnes qui nous entourent. Une tel acquis donne l'assurance d'un diagnostic plus sûr et quasiment immédiat. La « lecture » de l'aura prévient de l'apparition de la maladie avant qu'elle se manifeste. Lorsqu'il y a affaiblissement des défenses immunitaires, il y a toujours une transformation énergétique préalable et cette transformation est mesurable dans le composé de l'aura. L'aura est un miroir; les atomes des cellules sanguines en perpétuel mouvement produisent une chaleur énergétique qui se reflète dans le rayonnement magnétique de l'aura.

La mort

« En atteignant un vide extrême et en maintenant une tranquillité rigoureuse, tandis que les dix mille êtres tous ensemble se débattent activement, moi je contemple leur retour ».

La libération doit s'effectuer pendant la vie physique.

Le retour de toute chose à son point de départ est une loi universelle par ce que c'est la voie même du Tao. Dans la tradition de la pensée chinoise, l'idée du retour s'apparente à la mort, car c'est à cet instant que le cœur s'ouvre à l'unification totale de l'être.

La mort est un transit, un changement d'état, une forme qui se transforme, un souffle qui s'en va pour revenir encore, plus loin, plus tard ou autrement.

Lorsqu'un cycle s'achève, l'homme retrouve sa nature originelle, indestructible; le microcosme retourne au macrocosme. En se débarrassant de son apparence physique, l'homme se confronte à sa propre révélation. Faut-il vraiment attendre ce moment pour prendre conscience de notre nature divine?

En respectant les principes de vie préconisés par les anciens sages, nous pouvons radicalement tranformer nos vies, interférer sur notre santé, éviter toute dégradation inutile, vivre une vie et une vieillesse heureuses, et envisager la mort avec sérénité.

CHAPITRE 17

Le Qi gong thérapeutique

Dans l'Antiquité, les moines s'exerçaient tout au long de leur vie aux différentes pratiques de Qi Gong. Au moyen de cette discipline ils transmettaient non seulement un entretien quotidien de la santé, de façon préventive, mais aussi une véritable thérapeutique permettant de traiter des maladies comme l'hypertension artérielle, les maladies pulmonaires et cardiaques, les problèmes de sang, d'urine et de sperme.

« En 1980, cite le Dr Joséphine Zôller dans son ouvrage, on vit à la télévision chinoise une série d'émissions intitulées « Qi Gong » ayant pour thème le traitement des maladies cancéreuses. Les séquences n'avaient à première vue rien de spectaculaire, il n'y eut ni pierres fracassées, ni « artistes ». Il n'y eut que des patients qui par un entraînement obstiné et accompli dans un esprit de confiance « fracassèrent » leur tumeur. On vit des patients atteints de carcinomes pulmonaires trop avancés pour pouvoir être opérés, mais dont les radiographies révélèrent indubitablement une régression de la tumeur après des pratiques de Qi

Gong. Lors des interviews, ils confirmèrent que leur état général s'était notablement amélioré ».

C'est par la pratique et les soins des Nei et Wei Qi Gong que le patient peut espérer remédier à la cause même de sa maladie. Pouvoir guérir une maladie avant son apparition objective me semble être la définition parfaite de l'immunothérapie.

En étudiant les différentes branches de la médecine traditionnelle chinoise, on s'aperçoit qu'elles nous donnent les moyens de contrôler notre corps avec une précision exemplaire.

La nature est en perpétuelle création et le Qi Gong entretient son animation. Ainsi, l'énergie se trouve-t-elle alimentée, transformée, renouvelée par elle-même. Car rien dans l'homme ni dans l'Univers ne peut vivre sans le Qi.

L'ouverture du premier Institut de Qi Gong à Pékin date de Décembre 1979 à la suite d'une nouvelle réorganisation des sciences en 1978. Il existe à ce jour une quinzaine d'Instituts de ce genre en Chine. En matière de thérapie, on peut citer plusieurs cas d'amélioration spectaculaire de la santé, voire même de guérison.

Mme Guo Lin est une femme médecin qui subit plusieurs opérations dues à un cancer de l'utérus. Etant excessivement faible, elle ne pouvait s'exercer correctement au Qi Gong. Aussi, dût-elle employer une méthode très personnelle pour progressivement se traiter. Quelques années d'assiduité et de courage lui permirent de recouvrer une parfaite santé avec la rémission totale de son cancer. Elle enseigne désormais sa propre méthode basée sur des anciennes techniques Qi Gong et sur sa propre expérience; elle en a fait un livre intitulé : « Qi Gong, une nouvelle méthode pour combattre le cancer ».

Cette méthode consiste en des exercices de marche naturelle rythmée par la respiration et le balancement des bras ; des exercices de manipulation d'un objet liés aux mouvements du corps toujours en accord avec la respiration ; des exercices de prononciation des six sons thérapeutiques. Cette méthode porte depuis le nom de : Guo Lin Gong Fa.

Le Qi Gong thérapeutique a pour but de « donner aux malades la possibilité de retrouver par eux même leur santé ».

Les thérapeutes soignant par le Qi Gong ont cultivé en dehors de leur propre « art de vivre », la maîtrise de leur Qi vital à un point tel qu'ils sont capables d'émettre ce Qi tant par la paume des mains que par le bout des doigts. Ce Qi Gong est véritablement un Qi Gong médical réservé à l'usage des professionnels de la santé.

Ma Chun, qui enseigne le Qi Gong à l'O.N.U., est célèbre pour ses guérisons « miraculeuses » concernant des pathologies lourdes. Plusieurs expériences ont été pratiquées sur sa personne pendant qu'il soignait. L'enregistrement énergétique effectué sur lui a démontré une émission de radiation infrarouge de basse fréquence.

Antenne 2, en 1981, a montré une opération de la thyroïde sous analgésie acupuncturale effectuée au moyen de la projection du Qi de Li Hou Sheng de Shangaï par des aiguilles. Sous la pression du Qi du médecin, l'aiguille vibre, provoquant une contraction musculaire chez le patient et une sensation de courant chaud activé par l'aiguille, se répandant tout autour du point opératoire. Aucune douleur n'est constatée. Au cours de cette émission de télévision, lors du « traitement » de Lin Hou Sheng, un oscillographe enregistra des radiations infra-rouges accompagnées de phénomènes électromagnétiques.

Actuellement aux États Unis, en Chine et au Japon, des scientifiques établissent un programme de recherches sur les déficits immunitaires au moyen de la médecine traditionnelle chinoise et notamment du Qi Gong. Leurs expériences font ressortir d'incontestables transformations moléculaires et cérébrales dues à l'influence du Qi Gong, ce qui démontre son action au niveau cellulaire.

Depuis une dizaine d'années, l'Institut de recherche sur le cancer du poumon à Pékin étudie les effets du Qi Gong. Les comptes rendus montrent que des patients suivant le traitement médical classique associé au Qi Gong passent avec plus de facilité les épreuves chirurgicales, ainsi que les radios et la chimiothérapie post opératoires. Les effets secondaires dûs à ces traitements sont nettement moins importants que sur d'autres patients. Chez tous les malades ayant été préalablement soignés par le Qi Gong, on a pu constater une normalisation rapide des bilans sanguins avec reprise de poids et rétablissement de la force musculaire.

Afin d'illustrer les possibilités thérapeutiques du Qi Gong, Madame Guo Lin cite le cas de quatre de ses malades.

« En août 1976, on dépista chez Monsieur Gao, officier de marine, un cancer des ganglions du hilépulmonaire avec envahissement d'autres ganglions lymphatiques et infiltration du poumon droit. Le malade commença à pratiquer le Qi Gong en mai 1977. Monsieur Gao raconte : « Quand après le traitement, je suis allé au premier contrôle, les médecins qui m'avaient opéré dirent « c'est un miracle » ». En mai 1979, il pût reprendre son travail. Il a survécu, malgré la condamnation prononcée par les médecins.

Yue Runfu, enseignant à l'Ecole Supérieure de

Technologie de Nanjing a été opéré par thoracotomie à l'âge de 42 ans. Il souffrait d'un carcinome bronchique tellement avancé qu'il avait été jugé inutile de l'opérer. Il fût alors transféré à Pékin mais là encore les thérapeutiques habituelles ne laissèrent aucun espoir. Le 26 Septembre 1978, Il commença à pratiquer le Qi Gong (sous la forme d'exercices avec déplacements). Le 20 Juin 1979, un contrôle radiologique permit de constater que les anciennes opacités pulmonaires auparavant diffuses étaient devenues nettement visibles et que les opacités du hile étaient nettement circonscrites.

Yang Yinju, âgée de 47 ans, ouvrière dans un fabrique de jade, souffrait de phéochromocytome. Son état empirait sans cesse malgré trois traitements à l'hôpital. Elle se mit à penser au suicide. Quelqu'un la persuada d'essayer le Qi Gong. Elle commença sa pratique en mars 1972. Après un mois d'exercice, elle se sentait déjà de meilleure humeur et son état physique s'était amélioré. L'appétit était revenu, ainsi que l'espoir et la joie de vivre. Elle fut traitée par cortisone jusqu'en mai 1972 puis elle ne se soigna plus qu'à l'aide de préparations traditionnelles. Depuis, elle pratique quotidiennement le Qi Gong et a pu reprendre son travail.

Sheng Xing, enseignant au Deuxième Institut de Langues Etrangères de Pékin,. tomba malade en 1979. On découvrit qu'il souffrait d'un carcinome de l'œsophage. Après deux mois de radiothérapie, il commença à pratiquer le Qi Gong. Au bout d'un an, lors d'un contrôle effectué le 24 septembre 1980, les médecins constatèrent que le conduit œsophagien était de nouveau lisse et normalement perméable, sans aucune trace de maladie. »

Ces quatre cas de succès ne prouvent nullement que la thérapeutique par le Qi Gong guérisse à chaque fois. On peut toutefois se référer aux nombreux exemples concrets tels celui cité en mai 1986 dans le journal de Pékin concernant le traitement des tumeurs malignes par la technique : « Zhou Tian Ming Men Gong » (soit : recherche de concentration au niveau du Feu de Vie, dans une seule posture). Quatre-vingt patients furent divisés en trois groupes. Vingt-cinq traités par chimiothérapie uniquement, vingt-cinq par chimio associée au Qi Gong, trente par Qi Gong seul. Et ce, sur une période de deux mois. La recherche a consisté à mesurer le nombre de globules rouges, de globules blancs, de plaquettes, le taux d'hémoglobine, le nombre de lymphocytes T ainsi que la teneur des cortico-céto-stéroïdes urinaires.

Les résultats de l'expérimentation ont prouvé que pour les vingt-cinq premiers patients traités sous chimiothérapie seule, le taux de globules rouges et blancs ainsi que des plaquettes était en régression constante; pour les patients traités moitié chimio, moitié Qi Gong, on notait au contraire une élévation du taux des globules rouges et des plaquettes, et une stabilisation des globules blancs. On note ici les conséquences bénéfiques de l'intervention des Qi Gong au niveau du système immunitaire. Enfin, pour les patients traités uniquement au moyen du Qi Gong, on vit le nombre de globules rouges et blancs augmenter. Le nombre de plaquettes lui ne varia pas. Sur les vingt-cinq patients, sept personnes virent une très nette augmentation des lymphocytes T. Pour ces personnes on peut constater de façon évidente une augmentation des défenses immunitaires.

Dans les temps anciens, les principes de vie regroupés sous le nom de Dao Yin An Qioa, comprenaient : Yi Nian Dao Yin, la maîtrise de la pensée; Xu Xi Dao Yin, la maîtrise de la respiration; Xing Ti Dao Yin, la maîtrise du mouvement.

Toutes ces formes d'expression Qi Gong étant en relation avec le mécanisme physiologique du corps humain. Leur emploi judicieux ayant pour but l'activation du métabolisme dans la circulation de l'énergie véritable au travers des voies appelées méridiens. La médecine chinoise affirme pouvoir ainsi guérir les maladies, mieux encore les prévenir en renforçant la garde de la forteresse humaine, ce qui contribue à prolonger l'existence. Les résultats actuels démontrent qu'en quelques mois de traitement régulier par le Qi Gong, la résistance immunitaire apparaît et se renforce.

Le Qi Gong, véritable outil destiné à agir sur les fonctions énergétiques, respiratoires et circulatoires, mais aussi sur le système endocrinien et la vie des organes, exige d'être abordé avec respect et après s'être imprégné de la tradition.

Une pratique régulière du Qi Gong offre des résultats surprenants, proportionnels au degré de persévérance et de sagesse du patient.

Le Qi, principe vital, circule, le Gong, est la manipulation du Qi, la maîtrise de l'énergie en est le résultat. Les possibilités de traitement et de guérison en médecine traditionnelle chinoise ouvrent à la médecine d'aujourd'hui un horizon illimité.

Jean Claude Darras, médecin acupuncteur et chercheur scientifique a étudié le Qi au moyen la « Gamma Caméra », en filmant le parcours d'une substance radioactive dans le corps humain. Il a démontré que cette substance injectée dans un point d'acupuncture se dirigeait immédiatement vers tel ou tel méridien. C'est exactement ce qui se passe lorsque l'acupuncteur pique, par exemple, un point correspondant au méridien du foie ou du cœur. Le « courant » ainsi sollicité va circuler dans la voie interne du méridien pour aller interpeller l'organe en question et le traiter suivant la manipulation du praticien. Cette action au niveau des méridiens peut être conduite exactement de la même manière sans aiguilles et sans aucun contact physique. Grâce au Qi Gong (mouvements, postures, respirations, visualisation, concentration, etc...) l'énergie produite, renforcée, augmentée ou stabilisée, est dirigée le long du réseau électrique des méridiens.

Une enquête récemment effectuée en Chine, recensa environ soixante millions de personnes pratiquant le Qi Gong, tant à des fins préventives que curatives. Tous les grands hôpitaux proposent des consultations de Qi Gong et ces « soins » particuliers s'étendent jusqu'aux traitements conjoints, dans le courant de lourdes pathologies (cancers, etc...)

Six mille ans de médecine traditionnelle chinoise ont laissé suffisamment de preuves pour qu'il vaille la peine de prendre en considération le miracle permanent de l'énergie.

L'acupuncture, pratiquée en dehors du système médical global de la médecine traditionnelle chinoise, est une science amputée de son élément moteur. C'est mécomprendre la tradition chinoise que de prétendre soigner par acupuncture, uniquement à l'aide d'une liste de références à appliquer en fonction de tel ou tel symptôme.

L'approche de la maladie en Occident est fondamentalement différente de celle de la médecine traditionnelle chinoise. Là où la médecine occidentale ne fait que traiter les symptômes d'une maladie, la médecine traditionnelle chinoise recherche les causes d'un mal afin de le guérir à sa racine.

Actuellement en France, les médecins souhaitant associer à leur titre celui d'acupuncteur doivent depuis l'année 1991, recevoir une formation officielle en vue d'obtenir un diplôme inter-universitaire. Ce cycle d'études accélérées, représentant quatre cent heures d'études, se poursuit sur trois ans, avec pour bases l'acupuncture seulement.

Si ces mêmes médecins devaient acquérir leur diplôme en Chine, il leur serait actuellement imposé quatre mille heures d'études! Dans ces conditions, il est donc impossible de comparer l'acupuncture chinoise et l'acupuncture occidentale, ni dans le niveau des études, ni dans l'approche globale, ni dans la pratique, ni dans l'éthique, ni, faut-il ajouter, dans les résultats...

En l'an 221 avant Jésus-Christ, l'Empereur de Chine ordonnait :

« Je désire que l'on cesse d'employer les autres remèdes qui empoisonnent mon peuple et que l'on utilise que les aiguilles. Que cette méthode soit transmise aux autres générations et que ces lois soient bien définies afin qu'elles soient simples à utiliser, difficiles à oublier et ne soient pas abandonnées dans l'avenir ».

L'union de la médecine occidentale et de la médecine traditionnelle chinoise pourrait mettre un terme à bien des souffrances en élargissant le champ de vision de la médecine et de la science.Ce temps est-il venu?

Exemple de l'asthme

Le poumon est la chambre des « courants » énergétiques s'effectuant entre l'extérieur et l'intérieur. L'air atmosphérique y pénètre tandis que l'air vicié en est rejeté.

En médecine traditionnelle chinoise, la poitrine

baigne dans la mer de l'énergie essentielle. La marée énergétique du poumon propulse l'énergie et le sang, régule les liquides du corps en assurant la protection extérieure de la peau (glandes sudoripares et derme). En médecine traditionnelle chinoise, la peau représente le premier seuil de défense contre les agressions extérieures (Xié Qi).

Le poumon est le maître du Qi (compris ici en tant que souffle). Les affections pulmonaires représentent donc des cas par excellence, où la pratique du Qi Gong apporte des améliorations considérables.

La médecine traditionnelle chinoise considère que le rôle physiologique des poumons est de gouverner les énergies du souffle, manifestation du Qi, ou énergie vitale. En plus de cette fonction respiratoire, le poumon contrôle également le mouvement de « dégagement » et de « descente » jusqu'aux reins qui régule le processus d'élimination.

Pour que l'essence vitale du corps (Jing) soit préservée, le Qi et l'eau doivent être harmonieux. Le poumon, de ce fait, dirige les liquides dans le corps, les purifie et les conduit jusqu'à la vessie. C'est la phase de dégagement qui assure la distribution des liquides du corps, principalement au niveau de la peau et de l'évacuation par les pores.La phase de descente, elle, favorise la transformation des liquides en urine par la fonction des reins, son transport dans la vessie et son évacuation.

« C'est au poumon que s'enracinent les souffles » (Suwen Chapitre IX).

Le souffle extérieur pénètre à l'intérieur du poumon par l'inspir, d'où il distribue l'énergie nécessaire à l'élaboration des souffles internes (Zhen Qi).

Si le cœur est le père du corps, le poumon en est la mère. Ce sont eux qui donnent au corps le rythme vital.

C'est donc d'abord une transformation énergétique qui perturbe le bon fonctionnement des poumons, perturbation qui se manifeste par la toux, un souffle court (accélération respiratoire), les difficultés respiratoires, l'oppression de poitrine, encombrement de glaires non éliminés, rhinorée, sinusite, œdèmes.

L'insuffisance d'énergie des poumons inhibe la production d'énergie vitale; ceci à une incidence sur la régulation du métabolisme des liquides, gênant le bon fonctionnement de la rate, des reins, des intestins et de la vessie, ces organes étant particulièrement associés aux poumons.

Les difficultés respiratoires ainsi qu'une mauvaise répartition dans la circulation des souffles et des liquides organiques (concernant leur trajet descendant et leur fonction purificatrice) révèlent donc que le poumon est atteint. Ceci peut avoir une origine soit extérieure (cause physique), soit intérieure (cause psychique). L'énergie perverse externe envahit le corps par sa surface, la peau, en relation avec le poumon.

Lorsque l'énergie pulmonaire est déficiente, elle n'a plus la force d'accomplir correctement sa fonction de dégagement vers l'extérieur (Wei Qi, première défense du corps). La sueur devient trop abondante (les pores se relâchent et n'ont plus l'énergie nécessaire pour s'ouvrir et se refermer normalement) ou au contraire, les pores de la peau restent bloqués et ne permettent plus à la sueur de se libérer normalement. Dans les deux cas, c'est une alerte du corps qui se manifeste par de la fièvre.

Le nez est la porte d'ouverture externe des poumons. La gorge est le palier de la respiration (le méridien poumon passe par la gorge dans le trajet interne). C'est pourquoi, si l'énergie pulmonaire et le Yin des poumons sont en vide, des affections de la gorge et des transformations vocales (aphonies) peuvent survenir.

La fragilisation de l'énergie des poumons provoque aussi une respiration courte, de la toux et supprime l'envie de parler.

La fragilisation du Yin du poumon s'exprime par les mêmes symptômes, aggravés de crachats de sang et de poussées de chaleur (sueurs nocturnes, pommettes rouges, tuberculose). Le mauvais fonctionnement du mouvement énergétique de dégagement et de descente des poumons provoque de la toux, une oppression thoracique, des essoufflements.

Les symptômes restent sensiblement les mêmes, mais, selon la cause du mal, d'autres symptômes viennent s'ajouter ou se retirer.

Si ce mauvais fonctionnement est dû à la chaleur ou à la sécheresse interne ou à l'accumulation de glaires, les signes externes se manifesteront par de l'asthme.

A la naissance, la substance du corps (Jing) apportée par la terre-matière, Yin originel, se trouve inscrite dans le code génétique préexistant à la formation de la matière du corps (le Po).

Le Poumon est le conservateur du Po.

Pour qu'un être prenne naissance, il faut que le Qi prenne forme dans le Jing, essence vitale, et dans le Shen, intelligence vitale.

Selon son mouvement biologique, le Qi des poumons descend rejoindre le Qi des reins où il est stocké. Les reins sont les réservoirs du Qi originel, le Yuan Qi. Ainsi les reins Yin et Yang sont-ils les réceptacles du Qi inné (provenance héréditaire) et du Qi acquis (reçu par les poumons). Un fonctionnement médiocre des reins peut affecter les fonctions de reproduction, de croissance et de développement. Les reins contiennent donc le plan de l'évolution du corps puisqu'ils contiennent l'héridité à laquelle s'ajoute l'acquis de l'essence vitale (Jing). Leur rôle principal est la conservation de l'énergie originelle « Yuan Qi » et de l'essence énergétique « Jing Qi ». Ils ont d'autres fonctions, notamment celle de gèrer les liquides. Les reins sont la source de la vie.

Une stimulation morbide répétée agresse le corps (attaque extérieure par exemple coup de froid), ou perturbe le Shen (attaque intérieure). Un esprit agité se manifeste par des angoisses, des insomnies, une irritabilité, de la fatigue mentale et une oppression de la poitrine.

Un état émotionnel mal géré devient un excès qui, à la longue, se transforme en un feu pathologique dans le corps. La tristesse, le chagrin, (Bei), entament le Qi; progressivement il dépérit et ne peut plus être distribué. Cet état se répercute sur le cœur (le Père) en l'opprimant.

Ainsi, le Foyer Supérieur se trouve emprisonné dans l'épuisement du QI. Les cinq forces du corps sont également atteintes dans leur harmonie au sein des Foyer Supérieur – Foyer Médian – Foyer Inférieur.

Le feu se localise au niveau des poumons et bloque la circulation du Qi. Il forme un barrage à « l'avancée » respiratoire dans le corps. Il y a perturbation des liquides dans les trois foyers.

Si la médecine occidentale dénombre une dizaine de causes principales à l'asthme, la médecine traditionnelle chinoise recherche toujours le vide ou la plénitude, le froid ou le chaud, l'avers ou l'envers, le Yin ou le Yang.

Voici par exemple les six climats pouvant engendrer les six Xié Qi (attaques climatiques extérieures). Le vent (Yang), la chaleur (Yang), l'humidité (Yin), la sécheresse (Yang), le froid (Yin), le feu (Yang). Nous avons donc quatre phénomènes Yang et deux phénomènes Yin. La cause est, dans l'exemple choisi ici, probablement d'origine externe : en pénétrant dans le corps le vent chaud (climat) absorbe les liquides organiques et crée la sécheresse qui favorise la manifestation d'un feu pathologique. L'eau, qui se solidifie sous l'effet du feu altère le fonctionnement des poumons. La communication poumon-rein ne s'établit plus correctement et les glaires, issus de la transformation de l'eau, restent bloqués au Foyer Supérieur. La mère (les poumons) ne nourrit plus son fils (les reins) qui se retourne contre elle en aspirant toutes ses énergies. En résultat, l'énergie du poumon est vide. Lorsqu'une attaque climatique extérieure (Xié Qi) agresse le corps, la fonction de dégagement et de descente des poumons se trouve entravée. C'est à ce moment que la crise d'asthme peut se produire.

L'énergie principale est constituée de l'essence congénitale issue de la réunion du spermatozoïde et de l'ovule. Cette essence, transmise par les parents, est emmagasinée dans les reins (Yuan Qi). La nature du rein gauche est Yang et Feu. La nature du rein droit est Yin et Eau.

Lorsqu'il y a discordance entre le Feu et l'Eau, la crise d'asthme peut survenir. Dans les conditions précitées, et en l'absence de Xie Qi elle se manifestera en particulier chez les jeunes filles pubères, chez les femmes présentant des règles irrégulières, en début de grossesse ou en période de pré-ménopause. La disharmonie entre le Feu et l'Eau correspond ici aux perturbations hormonales d'origine endocrinienne. Puisque ce Qi originel est héréditaire, il est bien évident que lorsque les parents sont asthmatiques, ils transmettent leur faiblesse des reins à leurs enfants.

Certaines personnes dont le mouvement énergétique du foie est déréglé, souffrent de crises d'asthme. Ainsi une faiblesse du foie s'oppose à la rate qui se gorge d'excès, ce qui engendre la plénitude du poumon (cycle Sheng, de production) et provoque la crise d'asthme.

Si au contraire, le mouvement énergétique du foie devient excessif, il s'oppose de nouveau à la rate – cycle KE de contrôle), mais en l'affaiblissant. Une rate (la mère) vide, ne peut nourrir le poumon (son fils), qui devient faible à son tour. Survient alors une crise d'asthme qui apparaît généralement après les repas, et que l'on attribue au foie et à la rate. Cette cause traitée en médecine traditionnelle chinoise, correspond aux allergies et aux troubles digestifs, aux dyspepsies et aux intoxications ou allergies alimentaires en médecine occidentale.

Le cœur est en concordance avec l'élément feu. Si ce feu est insuffisant, il ne peut pas contrôler le poumon et la crise d'asthme peut se produire.

Si par contre le feu s'oppose au métal avec un débordement, la manifestation asthmatique se déclare également par excès.

Le cœur abrite le Shen (l'esprit). Le Shen s'agite facilement dans un cœur en vide et des troubles psychiques apparaissent avec les angoisses, la tristesse et l'excès de soucis. La crise d'asthme peut également être la conséquence d'un état mental perturbé. (L'état émotionnel attribué à l'élément métal est le chagrin, la tristesse).

La vie physique est étroitement liée à la vie psychique; si la communication émotionnelle rattachée aux organes est absente ou excessive, la crise d'asthme peut survenir par perturbation psychosomatique (non communication cœur – poumon).

Le traitement des crises d'asthme en médecine traditionnelle chinoise cherche tout d'abord à établir leur cause, au moyen du diagnostic, puis le remède correspondant à chaque cas, comme pour n'importe quelle autre pathologie.

Si le remède consiste en un traitement acupunctural (emploi d'aiguilles ou de moxas), il sera toujours nécessaire de le compléter par le Qi Gong, puisque le souffle, dans le cas de l'asthme, est particulièrement concerné.

L'énergie subit des modifications en fonction de l'influence des saisons, des lunaisons.

Voici comment s'explique en médecine traditionnelle chinoise l'évolution de la maladie de son départ jusqu'à son aggravation et conclusion.

Printemps : premier cycle. Première atteinte – Pénétration d'un Xie Qi qui entraîne de la fièvre – Wei Qi se met à l'œuvre.

Eté : deuxième cycle. Deuxième atteinte – Conflit entre Xie Qi et Wei Qi qui entraîne une perturbation dans la circulation de Ying Qi. Résultat : douleurs articulaires et raideurs du corps.

Eté indien : troisième cycle. Troisième atteinte – L'horloge Yin-Yang se dérègle. Les frissons, la fièvre et les altérations se manifestent.

Automne : quatrième cycle. Quatrième atteinte : La maladie parvenue au 4e degré de profondeur fait fuir le Yin (diarrhées etc...).

Hiver : cinquième cycle. Cinquième atteinte – C'est la phase ultime.

La division Jue Yin est l'anti chambre de la mort.

Il est juste temps de faire rebrousser chemin et de franchir les cycles déjà parcourus, de la maladie au rétablissement.

LES 3 FOYERS

L'UNIVERS DES FONCTIONS ET ÉCHANGE DANS LE CORPS

Schéma de l'ensemble fonctionnel des 3 étapes constituant les échanges vitaux dans le corps

FOYER SUPÉRIEUR (F.S.) SHANG JIAO
Ensemble du QI de l'Homme
Ensemble des énergies formant l'énergie véritable : ZHEN QI

POUMON :
Pousse le QI et les liquides vers le bas
CŒUR :
Joue un rôle dans l'élimination de l'eau
FEU EMPEREUR

FOYER MEDIAN (F.M.) ZONG JIAO
Formation de l'énergie nourricière : YING QI
Transformation des aliments en nutriments sous l'impulsion énergétique GU QI (énergie des aliments)

RATE – ESTOMAC – FOIE – VÉSICULE BILIAIRE
L'ESTOMAC extrait la quintessence des aliments et les fait monter. Soit : Montée de l'énergie Nutritive et Descente des aliments inutiles

FOYER INFÉRIEUR : (F.I.) XIA JIAO
L'énergie défensive (immunité) WEI QI prend sa source dans l'énergie originelle : YUAN QI
Naissance du YANG PROTECTEUR

REINS :
Gestion des liquides
FEU ANCESTRAL DE VIE :
YUAN QI forme l'aspect montant du YANG des reins
Le Gros intestin et la Vessie forment l'aspect YIN des Reins.

Le FOYER SUPÉRIEUR part de la base du cou et va au diaphragme

Le FOYER MOYEN va du diaphragme au nombril (orifice supérieur de l'estomac)

Le FOYER INFÉRIEUR est situé sous le nombril au pubis

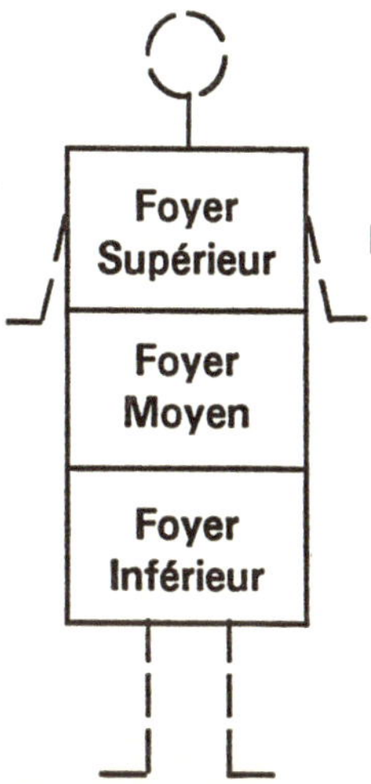

LES FONCTIONS ÉNERGÉTIQUES DES 3 FOYERS (SAN JIAO) SONT :

ASSIMILATION
DISTRIBUTION
CIRCULATION
ÉLIMINATION

Chapitre 18

La pratique

Avant toute chose, il est bon de prendre conscience de notre état présent par une sérieuse introspection; posons-nous des questions simples :

– Comment allons-nous?

– Que faisons-nous de notre vie?

– Comment entretenons-nous notre Santé?

– Quel regard avons-nous sur nous-mêmes et sur les autres?

– Que pensons-nous de nous et de notre existence?

– Quels sont nos vœux les plus profonds?

– Sommes-nous sûrs de ne pas nous tromper?

– Désirons-nous changer quelque chose à notre vie?

– Prenons-nous des décisions ou oublions-nous volontairement nos aspirations les plus profondes?

– Comment nous portons-nous malgré... ou, à cause... ou, grâce...?

Répondre avec honnêteté à ces questions apparemment simples nous permettra de parfaitement nous situer et de savoir quels sont les points en nous qu'il est nécessaire de travailler.

L'exercice de la grue

L'exercice de la Grue fût crée par les premiers moines et médecins Taoïstes. Il stimule et renforce l'appareil respiratoire, circulatoire et digestif. Il se pratique debout, assis ou allongé. La tendance à n'utiliser que la partie supérieure des poumons dans la respiration est une des causes principales des déficiences organiques et l'exercice de la Grue fait « travailler » la partie inférieure des poumons.

Si l'on est allongé, les mains doivent reposer de chaque côté du nombril, paumes sur le ventre.

Le premier Gong, consiste à souffler lentement, pendant que les mains pressent légèrement le ventre. Ce mouvement évacue l'air contenu dans la partie inférieure des poumons ainsi que dans l'abdomen.

Il est nécessaire de bien prendre conscience de chaque parcelle d'air quittant les poumons.

Pour commencer, l'inspiration s'effectue très lentement en gonflant le ventre, repoussant par cela même les mains. Le thorax lui, ne doit pas participer ni se soulever. Seuls les muscles du ventre agissent. Le calme et la douceur respiratoires sont de rigueur. Le ventre doit se vider et se gonfler dans un rythme de respiration particulièrement lent (ce qui ne peut s'obtenir qu'au bout d'un certain temps de pratique).

La contraction des muscles de l'anus doit s'associer à la pratique de cet exercice, la « fermeture » de l'anus faisant partie des méthodes de renforcement énergétique.

Dois-je rappeler la nécessité d'unir le trajet mental au parcours physique?

En forçant les poumons à se dilater vers le bas, l'exercice de la Grue actionne l'énergie du transit intestinal, ce qui aura pour effet de meilleures éliminations des toxines dans des selles plus abondantes.

Exécuté quotidiennement, l'exercice de la Grue renforce l'énergie des organes essentiels en s'alliant d'une certaine manière au mouvement énergétique « involontaire » du système nerveux autonome et en harmonisant son élan régulier dans un rythme qui doit être parfait.

L'exercice parait si simple que certains seront peut être tentés de se laisser distraire par cette apparence. Il n'en est rien. La maîtrise de l'exercice de la Grue requiert beaucoup de concentration dans un système de détente absolue, le but étant de parvenir à un ralentissement respiratoire pouvant s'évaluer à un inspir-expir exécuté en dix minutes. Oui, c'est bien cela, dix minutes pour une seule respiration. Surtout ne commettez pas la folie de vous y essayer sans préparation, sans guide et sans motivation. Vos efforts, voués à l'échec, ne feraient que vous exposer à des problèmes respiratoires et fonctionnels, ce qui bien entendu est à l'opposé du but recherché.

Par le Qi Gong thérapeutique, les crises d'asthme peuvent être soulagées, traitées, voire guéries, au moyen de la combinaison appropriée des points Shu (assentiment), Mu (héraut) et Hui (réunion) par l'emploi du souffle conduit et dirigé, je dirai même « manipulé », telle une aiguille d'acupuncture.

Pendant les sept premières années de notre vie, notre moi profond s'éloigne de ses origines « célestes » pour se structurer sur le plan physique. Le rôle et la responsabilité des parents sont particulièrement importants pendant cette période. Ensuite, tous les sept ans, nous subissons naturellement, changements et transformations inhérentes à notre évolution; pourtant subsiste toujours en nous le germe initial porteur de notre passé, de tous nos passés devrai-je dire...

Afin de nourrir le principe de vie qui nous anime, de le préserver, le fortifier, l'entretenir, il nous faut en connaître les lois.

Le Qi Gong, nous l'avons vu, emploie les trois principes vitaux fondamentaux : la respiration, la maîtrise du mouvement physique et la maîtrise du mouvement psychique, Ces mouvements internes sont tous subtilement en relation avec les apports extérieurs.

La respiration

Du point de vue de l'énergie vitale, l'air que nous respirons est chargé d'une nourriture essentielle à notre vie. Cet air est doté de deux facteurs énergétiques, le Yin et le Yang, négatif et positif. C'est le mouvement inconscient de notre inspir-expir qui permet à ce premier principe de vie de s'échanger à travers nous. Nous devons, pour notre équilibre, porter toute notre attention sur la respiration. La respiration consciente et profonde est nécessaire à la bonne santé. Outre l'oxygène, aliment vital de la cellule nerveuse et du sang, l'air est chargé du principe universel énergétique. A chaque inspiration, l'oxygène inhalé va nourrir notre vitalité pendant que nous rejetons un maximum d'impuretés par le gaz carbonique.

Le rôle des hématies consiste à nourrir les cellules au moyen d'oxygène, principe de vitalité indispensable à leur existence. Ces mêmes hématies échangent au niveau des poumons, du gaz carbonique dont ils se débarrassent pour à nouveau se recharger en oxygène. Le flux sanguin véhicule ces échanges gazeux tout au long de notre inspir-expir.

Afin que les plus infimes parties de notre être profitent de cette régénération, il convient de s'y exercer aux périodes clés d'une journée, comme l'aube. C'est un moment privilégié qu'il ne faut pas négliger.

Il est bon de boire un verre d'eau avant même de se lever. Ensuite, d'établir le contact « réveil » avec son corps en l'étirant, le massant légèrement : visage, cou, mains, bras et jambes avant de poser les pieds au sol, sans précipitation.

Assis au bord du lit, on marque une pose tranquille pour permettre de passer en revue le plan de la journée. On visualise, comme on regarde un film, ce qui doit être accompli sans tarder et comment y procéder au mieux. Si nos intentions sont sincères, nous parvenons à être en harmonie avec nous-même, avec les événements prévus et avec les autres, à faire face à cette journée qui se présente dans les meilleures conditions. Ce sera notre façon de nous bénir.

Il faut ensuite entreprendre son alimentation respiratoire avant de prendre un petit déjeuner. Debout devant la fenêtre ouverte ou dans un jardin, si cela est possible, on garde les pieds nus en contact avec le sol ou avec la rosée du matin. Prendre un premier inspir lent, large et généreux en ouvrant grands les bras dans l'espace. Ce mouvement respiratoire auquel tout le corps participe, doit être exécuté sans contrainte et sans hâte; c'est un élan total de l'être qui s'offre à l'énergie matinale. L'expir qui suit, tout aussi lent et profond, fera descendre les bras, replacer le corps dans sa posture initiale.

La terre (le sol) à cet instant fera monter en nous par la plante de nos pieds, sa force matérielle contribuant à recharger le principe vital Yin, tandis que le ciel (l'espace) projettera ses fluides Yang, pénétrant par le sommet de la tête, s'infiltrant par tous les pores de la peau, répandant dans toutes les parcelles de la conscience son flot d'énergie créatrice.

Libre à chacun de se recharger de cette manière, au fil de plusieurs inspirations et expirations, avant d'aborder les occupations quotidiennes.

Vers midi, s'accorder le temps d'une autre pose de cinq à quinze minutes pendants lesquelles on ne doit pas être dérangé. S'asseoir, les pieds posés bien à plat sur le sol et légèrement espacés, les mains placées l'une sur l'autre, paumes au contact du ventre. Fermer les yeux et concentrer son attention au niveau du ventre en un point situé quelques centimètres sous le nombril (Dan Tian). Il ne faut en aucun cas détourner son attention de ce point que l'on peut visualiser comme un centre brillant tel un soleil mille fois plus éclatant.

Arrivé à ce stade de concentration, commencer à inspirer lentement et profondément jusqu'à ce que les poumons soient remplis d'air; suspendre son souffle (poumons pleins) le temps de compter jusqu'à trois, puis laisser très doucement l'expir glisser jusqu'au Dan Tian lumineux. Lorsque les poumons sont vidés, marquer une courte pause avant de reprendre l'inspir. Durant tout ce temps, l'esprit s'offre une de ses plus constructives visions, celle de la recharge des énergies au moyen de son centre concepteur, le Dan Tian (au centre du ventre). On peut alors retourner à sa journée, apaisé, stimulé et vitalisé.

Le soir est un moment unique, il faut l'employer pour pratiquer l'exercice suivant.

Parmi les sept soirs de la semaine, choisir une heure que l'on consacre à une recherche personnelle : lecture, exercices, méditation, étude. Quoi qu'il en soit, ne jamais omettre, avant de s'endormir, de se détendre assis ou allongé en commençant par relâcher toutes les tensions accumulées le long des nerfs, des muscles et des tendons, en partant de la plante des pieds pour remonter le long des jambes, des cuisses, du ventre, du bassin, du thorax, du dos, de la poitrine, jusqu'aux épaules, aux bras et aux mains. S'attarder dans la zone du cou, des vertèbres cervicales, là où tant de tensions s'accumulent, détendre ensuite le visage, relâcher la mâchoire en désserant les dents, laisser les joues « s'étaler », le nez « s'élargir » pour ouvrir un passage libre au souffle pénétrant, décontracter tous les petits muscles situés autour des paupières : ouvrir les yeux à l'intérieur comme deux lacs paisibles, lisser le front et laisser les cheveux se défaire, se répandre, s'enfoncer dans l'oreiller. A cet instant, imprimer un « sourire » dans tout l'organisme.

Nous sommes en paix avec nous-même et avec le monde entier. Laissons remonter à la surface de notre conscience les événements de la journée passée. Soumettons-les à notre jugement personnel. Observons et critiquons rapidement mais impartialement le contenu de nos actes et de nos pensées puis prenons des décisions pour corriger nos erreurs, dès le lendemain. Souvenons-nous, l'indulgence envers les autres fait partie de l'amour et l'amour est l'expression vitale.

Enfin, employons quelques respirations profondes et lentes en laissant aller l'esprit vers une visualisation de beauté, laissons-le flotter sans le conduire, dans le rayonnement de l'énergie intégrale qui illuminera toutes nos nuits.

Chapitre 19

La guérison

Guérir, c'est la voie royale sur laquelle se tient la partie de l'humanité qui s'est mise au service de tous les êtres en détresse et en difficulté. Guérir, c'est une faculté dont chaque être humain est pourvu à son arrivée sur la Terre et dont il peut et doit se servir tout au long de sa vie. Guérir, c'est aimer pour aider. Mais guérir n'est pas seulement soigner, traiter ou opérer. C'est aussi écouter, comprendre, attendre, regarder au delà des apparences pour découvrir la vérité.

Depuis l'aube des temps, les hommes se mirent en quête de découvrir parmi les leurs, ceux qui instinctivement connaissaient les gestes qui soignent et qui guérissent. Qu'il s'agisse de prêtres ou de sorciers, de simples innocents ou de hauts initiés, les guérisseurs ont toujours existé. Ils ont parfois connu les faveurs et la vénération des grands de ce monde mais parfois aussi ils ont été traqués, chassés, ridiculisés ou tués.

Et pourtant...

Nous portons tous en nous les possibilités d'évolution ou d'anéantissement. Nos cellules se composent de perfections et d'imperfections et suivant notre « trajet central », au cours de notre vie, nous manifestons tel ou tel aspect favorable ou défavorable à notre développement. Cela peut paraître curieux, mais nous sommes tous des guérisseurs, potentiellement. Il ne tient qu'à nous, à la direction de nos aspirations, à la conduite de notre conscience, de nous servir de nos facultés méconnues pour devenir notre propre guérisseur et réaliser sur nous-même des guérisons qu'aucune médecine n'aurait pu obtenir.

La maladie est la conséquence d'une perturbation vibratoire. Toute maladie est l'effet d'une cause, pour guérir il faut remonter jusqu'à cette cause et la traiter en agissant en nous et aussi à l'extérieur de nous.

La cause première, génératrice de la maladie, ne se trouve généralement pas où se situe la douleur ou l'apparition de tel ou tel trouble. La cause est toujours enfouie, souvent cachée, étouffée; la cause ne veut pas se révéler. Il faut beaucoup d'humilité, de simplicité et de sincérité pour la trouver. Parfois même elle demeure cachée.

Alors, nous nous servirons du premier remède qui nous soit accessible, le pouvoir curatif de la pensée. Souvenez-vous : Nous devenons ce que nous pensons.

Nos pensées quotidiennes ont une très grande influence sur notre équilibre physique mais ne vous y trompez pas, il ne s'agit pas de répéter mécaniquement « Je suis bien, je suis bien, je suis bien »... pour être bien ! Dérision. Il s'agit de construire le temple (le corps) en cultivant la pensée juste. On ne transforme ni n'améliore rien, juste en le souhaitant. Il faut se mettre à l'œuvre, participer, s'investir, installer un bien être mental.

La maladie peut se prévoir bien avant son apparition. Le corps et l'esprit sont indissociables. Telle personne possède un terrain prédisposé à telle ou telle déficience; si son état mental lui permet de rassembler l'énergie nécessaire pour « faire face », le terrain peut être renforcé, transformé. Là commence la prévention.

Notre mode de vie et les pensées qui l'accompagnent font ou défont notre santé. C'est bien le pouvoir de notre pensée et de son raisonnement (son « suivi ») qui nous a conduit jusqu'au siècle dans lequel nous vivons et matérialisé ce que nous nommons « le progrès ». Le principe de l'évolution est de tendre toujours vers la perfection.

Le corps matériel est assujetti à l'absorption de l'air, de la nourriture et de la boisson. Le corps psychique est l'Anima du corps physique. C'est à partir d'Anima que naît la guérison.

Les guérisseurs ont toujours tenu compte du double facteur ciel et terre. Ils savent respecter les lois physiologiques et physiques de l'être. Ils ont appris à maîtriser leur expression extérieure, le moi physique, tout en communiquant harmonieusement avec leur identité intérieure, le moi spirituel.

L'état mental et émotionnel exerce une influence incontestable sur l'état général du corps. Or, la cause de toute maladie provient toujours de l'état mental. Il est donc tout à fait cohérent de diriger son action thérapeutique au niveau du corps psychique afin de traiter la cause qui se manifeste sur le plan physique.

Un exemple très simple de l'influence de nos pensées concerne l'alimentation. L'expérience a prouvé que le fait de prendre ses repas en état d'agitation, d'anxiété ou même de morosité, perturbe le travail de la digestion. En effet, les aliments absorbés ainsi subissent une dégradation énergétique dûe aux différentes formes de stress. Et cet état émotionnel, le corps ne sait pas comment le digérer. Si cela se renouvelle trop souvent, il s'ensuivra des manifestations ulcéreuses traduisant « l'ulcération » de notre moi profond.

Nous devons apprendre à nous respecter en respectant la nourriture que nous absorbons. Mais dans quel état arrive-t-elle dans nos assiettes? Sans doute est – elle elle-même victime du progrès dont nous sommes si fiers. La mauvaise mine des légumes et des fruits ou tout au contraire leurs couleurs empruntées aux dessins animés, les salades sans goût, les fruits sans saveur, font de nos aliments des caricatures incapables d'accomplir leur rôle de transmetteurs énergétiques.

L'homme reçoit également son alimentation au moyen de l'air inspiré. Il est nécessaire d'apprendre à maîtriser son souffle. La transmission énergétique qui se produit au moment de l'inspiration est capitale à l'entretien de la vie humaine. Notre sang ne s'alimente pas uniquement de nourriture matérielle. Chaque hématie est pourvu d'une conscience énergétique qui reçoit en son noyau la subtilité de l'air et dont le rôle est d'aller nourrir toutes les cellules du corps. Par la maîtrise alimentaire physique et psychique, en refusant l'absorption de toxiques et en régulant le plan émotionnel, nous sommes à même de purifier notre sang et petit à petit de reconstruire nos forces vitales endommagées par une vie déréglée.

La vie cellulaire n'échappe pas à la règle. La cellule est l'homme et l'Univers à la fois. Elle se nourrit d'écorce physique (matière) et s'épanouit dans l'espace psychique (souffle). Dualité dont l'harmonie doit être maintenue en parfait équilibre afin de manifester un niveau permanent de stabilité concernant la santé.

La nourriture doit être purifiée, améliorée au contact du mental qui l'assimile. Si cet espace mental est négligé ou sali, la nourriture se transforme en déchets qui iront s'ajouter au désordre psychique déjà existant.

Avez-vous remarqué sur différents bas reliefs

(Asie – Inde – Egypte), le nombre de personnages dont les mains dirigent leurs paumes face à leurs semblables ? Que font-ils exactement ? Ils accomplissement un geste de vie, dans l'expression naturelle de l'amour, la transmission énergétique. Mais comprendre le sens de l'énergie est une chose, l'appliquer pour la diriger en est une autre... à la portée de tous ceux dont la vocation reste sincère et dénuée d'ego. L'homme en résonance avec le principe universel possède toutes les puissances.

Lorsque notre regard se tourne vers les autres, non pas apitoyé ou angoissé, mais fort et généreux, il devient nécessaire, pour les aider, de travailler en soi pour faire grandir et mûrir cette force et cette générosité.

Dans la tradition ancestrale, les médecins-guérisseurs recevaient une succession d'initiations qui leur permettaient de réveiller en eux la mœlle énergétique : la mœlle du phénix rouge. Ayant eu connaissance des secrets de l'homme et de l'Univers, il leur était possible, au prix d'un inlassable travail sur leurs propres énergies, de rétablir l'équilibre chez les autres, en compensant les excès, comblant les déficiences, prévenant, soulageant, guérissant, au plus grand étonnement des profanes.

L'énergie entre et sort par les extrémités. Je parlerai des mains en particulier.

Les bouts de chaque doigt des deux mains sont des émetteurs-récepteurs d'énergie pure. Le circuit véhiculant l'énergie pénétrante jusqu'à l'énergie sortante correspond à un cycle perpétuel Yin – Yang, Yang – Yin, etc...

Celui qui guérit capte l'énergie parfaite. Il a su faire de lui même un canal ouvert à la réception des plus subtiles énergies, circulant librement, profondément et abondamment. Celui qui guérit transmet l'énergie vitale par la manipulation d'une aiguille d'acupuncture, par le massage, par le toucher ou la pression, par l'imposition des mains. Mais ce n'est pas tout. Le Qi ainsi « travaillé » forme un courant et passe d'un corps à un autre, pour transformer la condition négative en condition positive. Le corps du receveur accepte d'emblée, hésite ou refuse, mais rien ne résiste au rétablissement si ce n'est l'opposition d'un esprit fermé.

Ne comptez pas sur moi pour délivrer quelques recettes magiques qui pourraient vous permettre d'exercer sur le champ vos talents cachés... Attention, le piège se trouve dans ce genre d'interprétation.

Pourquoi faudrait-il tant de travail persévérant, tant de recherches, tant d'expériences pour vérifier les cohérences, s'il suffisait d'ouvrir un livre de « cuisine psychique », de mélanger quelques énergies pour pouvoir satisfaire d'orgueilleux appétits ! Non, rien de tout cela.

Si le Qi Gong peut profondément changer notre vie et considérablement améliorer notre santé, il ne s'agit pas de « miracles », mais bien d'un travail de l'énergie, comme le fait ressortir le contenu de cet ouvrage. La toute première étape consiste à se prendre en charge et d'accepter une certaine discipline de vie, sans laquelle aucun changement n'est possible.

Bibliographie

NEI JING SU WEN : Traduction Albert HUSSON
YI JING : Traduction Richard WILHELM
ZENN : L. Adams BECK
ATLAS DIDACTIQUE D'ACUPUNCTURE TRADITIONNELLE
Laurent – Timon – Léger – Virol
SURVIE PROLONGÉE EN MER À BORD DE L'HÉRÉTIQUE
Alain Bombard
PRÉCIS D'ACUPUNCTURE CHINOISE
Académie de Médecine Traditionnelle Chinoise
LES MONOGRAPHIES D'ACUPUNCTURE TRADITIONNELLE
Evelyne Bros-Zolynski
QI GONG : Docteur Josephine Zoler
LES DÉFENSES DE L'ORGANISME : Georges Fabiani
LE SIDA : Cassuto – Pesce – Quaranta
POUR LA SCIENCE : Scientific American Book 1986
MALICORNE ET POUSSIÈRES D'ETOILES : Hubert Reeves

DIPLÔMES et HONNEURS

Brevet d'État 1er Degré d'Education Sportive Expression Gymnique et Disciplines Associées – Ministère Jeunesse et Sports

Brevet de Monitrice de Gymnastique : Diplôme du 1er Degré

Formation de Cadres – Comité des Flandres Fédération Française de Gymnastique

Diplôme de Conseillère Technique Nationale de Gymnastique Préventive de Santé. Fédération Française des Professions de Santé Paramédicale Sanitaire et Sociale

Diplôme de Monitrice de Gymnastique Préventive de Santé. Fédération Française des Professions de Santé

Oscar de la Fédération Française des Professions de Santé pour la créativité et la promotion des activités physiques d'Entretien de la Santé

Grande Médaille d'Argent de l'Oeuvre Humanitaire « Chevalier » Comité de Récompense de l'Oeuvre Humanitaire

Etudes Certifiées à l'Université Européenne de Médecine chinoise, sous la Direction du Professeur Leung Kok Yuen

Diplômée du Centre d'Acupuncture d'Asie – Médecine traditionnelle chinoise

Maître d'Enseignement en QI GONG (Médecine Traditionnelle Chinoise) au Centre d'ACUPUNCTURE D'ASIE

Professeur de QI GONG – VEDA QI GONG – LA ROCHE POSAY (86) et PARIS (75)

Médaille d'Or du Ministre – Ministère de la Jeunesse et des Sports

Médaille de l'Union Nationale de Protection Civile

Médaille d'Or de la Ville de Toulouse

Médaille d'Honneur de la Ville de Gravelines (Nord)

Médaille d'Honneur de la Ville de Lompret (Nord)

Médaille d'Honneur de la Ville de St Savin

Médaille d'Honneur de la Ville de Sarlat

Présidente de l'Association VEDA QI GONG (PARIS – LA ROCHE POSAY)

ASSOCIATION VEDA QI GONG (Loi 1901)

Davina Delor et Véronique de Villèle ont fondé l'Association VEDA QI GONG pour le développement et la recherche appliquée des Qi Gong Traditionnels dans le but :
- de développer des activités et disciplines de vitalités.
- de dispenser des cours « la Forme Intégrale » ouverts à tout public.
- de dispenser des cours énergétiques de Santé « L'Energie Intégrale » recommandés particulièrement à toutes les personnes en difficultés et présentant des troubles fonctionnels, des problèmes de peau, des brûlures, stress et autres handicaps.
- d'intéresser la recherche scientifique à l'approfondissement de la connaissance des méthodes asiatiques ancestrales de Santé.

L'A.V.Q.G. est constituée de représentants des professions médicales et para médicales sous la Présidence d'Honneur de médecins asiatiques.
La cotisation annuelle : cent vingt francs offre outre la priorité d'accueil dans les différents cours, stages et manifestations organisés par l'Association, la réception trimestrielle d'un bulletin « VEDA QI GONG » écrit par Davina Delor, source d'information, de renseignements et d'initiation ainsi qu'une carte de membre à l'emblème de l'A.V.Q.G.
Pour tous renseignements, correspondance et inscriptions, adressez-vous à :

Davina DELOR
Association VEDA QI GONG
Boulevard Victor Hugo
86270 – LA ROCHE POSAY
(16) 49.86.15.62.

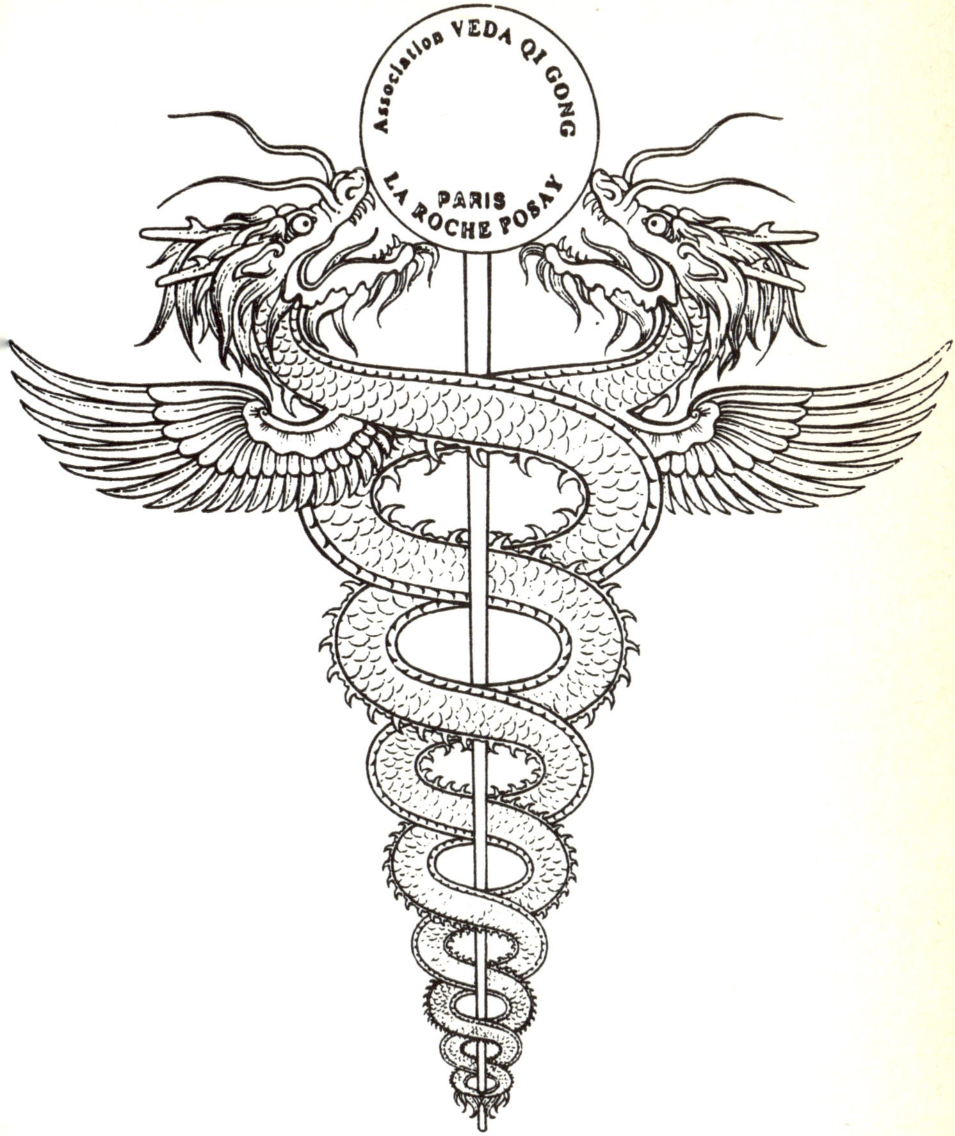

AGIR POUR SERVIR

Cet ouvrage a été réalisé par la
SOCIÉTÉ NOUVELLE FIRMIN-DIDOT
Mesnil-sur-l'Estrée
pour le compte des Éditions Dervy
en janvier 1993

Imprimé en France
Dépôt légal : janvier 1993
N° d'impression : 22734